Brigitte Vogt

Vitaminpillen & Co

...wirklich nötig oder nur ein großes Geschäft?

videel

ISBN 3-935111-37-1

http://www.videel.de

Umschlagfoto: Erwin Vogt, Aschaffenburg
Umschlaggestaltung: Frabk Davidsen, Leck
Seitenlayout: Broder Clausen, Niebüll

Alle in diesem Buch enthaltenen Angaben wurden von der Autorin nach bestem Wissen zusammengestellt.

Bitte konsultieren Sie Ihren Therapeuten, bevor Sie sich irgendeine Vitamin- oder Mineralstoffergänzung besorgen.

Verlag und Autorin können keine Haftung übernehmen, da jede Verordnung individuell erfolgen muss.

INHALT

Teil II

EINLEITUNG

Im Supermarkt stehen sie einträchtig nebeneinander: Mehl, Zucker, Nudeln, Multivitamin-Präparate, Magnesium- und Calciumtabletten, so als wäre es ganz selbstverständlich, Nahrungsergänzungsmittel zu kaufen. Auch die Werbung präsentiert uns vitale, gesunde Menschen, die auf diese Wundermittel schwören. Und wer kann es sich schon leisten, krank zu sein. Also wird landauf, landab munter täglich mehr oder weniger viel geschluckt oder als Brausetablette mit Zitrusgeschmack getrunken. Und im Supermarkt steht auch kein Arzt oder Apotheker bereit, der über Risiken und Nebenwirkungen aufklären kann. Also ganz unbedenklich???

Eine andere Gruppe von Verbrauchern lehnt die Nahrungsergänzung kategorisch ab. Diese Menschen versuchen, durch eine ausgewogene Ernährung dem Körper alle Nährstoffe, Vitamine und Spurenelemente zukommen zu lassen. Doch oft werden sie dann verunsichert durch Berichte, daß der Nährstoffgehalt in den Pflanzen durch die intensive Landwirtschaft abgenommen hat, oder weil der Arzt oder Heilpraktiker Defizite in der Vitaminversorgung feststellt.

Dieses Buch will Hilfestellung geben. Es erklärt im ersten Teil, wie die Natur die Versorgung unseres Körpers mit den lebenswichtigen Bausteinen sicherzustellen versucht, bzw. warum es zu einer Unterversorgung kommen kann. Ernährung setzt sich aus zwei gleichwichtigen Komponenten zusammen: der Nahrung, die von außen zugeführt wird, und dem Verdauungstrakt, der diese Nahrung zerlegen und aufnehmen muß, und uns wie die Wurzel eines Baumes versorgt. Bei Störungen im Verdauungstrakt wird es trotz überreichem Angebot zur Mangelversorgung kommen.

Der zweite Teil beschäftigt sich mit den einzelnen Vitaminen, Mineralstoffen und Spurenelementen. Wofür werden sie benötigt? Welche Symptome können durch eine Mangelversorgung auftreten? Welche Lebensmittel enthalten besonders viel von den einzelnen Stoffen? Wenn schon Pillen, wenn dann welche und zu welcher Tageszeit, und was darf zusammen eingenommen werden und was nicht?

In der täglichen Praxis treten die Patienten immer wieder mit diesen Fragen an mich heran. Auch wurde von vielen der Wunsch geäußert, daß sie dieses gerne auch später noch einmal nachlesen würden. Deshalb ist dieses Buch entstanden, und ich wünsche mir, daß es den Lesern zu besserer Gesundheit verhelfen wird.

Brigitte Vogt

TEIL I

1. UNSER VERDAUUNGSTRAKT - EIN WUNDER DER NATUR

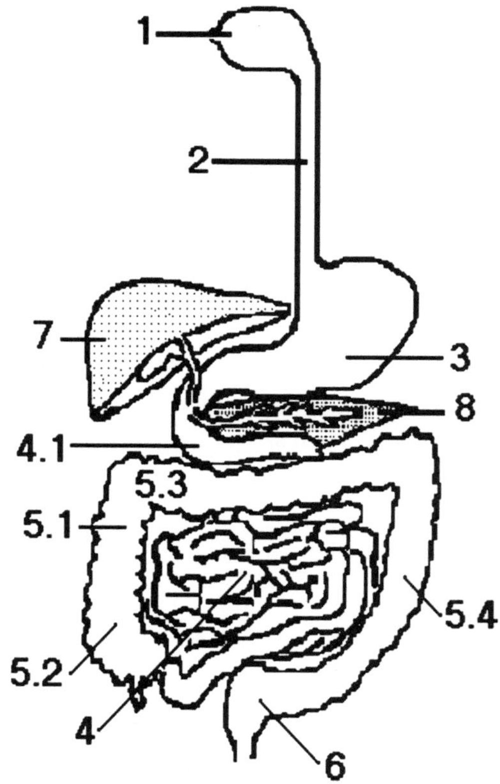

Der Weg der Nahrung durch den Körper

Siehe Abbildungen links

Zum Verdauungstrakt gehören

1 Mund
2 Rachen, Speiseröhre
3 Magen
4 Dünndarm
5 Dickdarm und
6 Enddarm, aber auch die
7 Verdauungsdrüsen, wie Speicheldrüsen, Leber
8 Bauchspeicheldrüse und viele kleine Drüsen, die in der Darmschleimhaut sitzen und alle zusammen einige Liter Verdauungssaft produzieren.

Zum Dünndarm gehört der

4.1 Zwölffingerdarm.

Beim Dickdarm unterscheiden wir den

5.1 aufsteigenden Teil mit dem
5.2 Blinddarm, an dem der Wurmfortsatz hängt, den
5.3 querverlaufenden Teil und den
5.4 absteigenden Teil.

1.1 Der Mund

Der Volksmund weiß schon lange, daß die Nahrung gut gekaut werden muß und sagt: "Gut gekaut ist halb verdaut". Leider richten sich heute kaum noch Zeitgenossen nach dieser alten Weisheit. Vor allem das Frühstück wird aus Zeitdruck mehr oder weniger heruntergewürgt, und wenn es nicht schnell genug geht, wird das Brötchen mit einem Schluck Kaffee aufgeweicht, damit es nur noch platt gedrückt werden muß und fast wie von alleine die Speiseröhre herunterrutscht. Doch die Natur hat uns mit Zähnen ausgestattet und das mit gutem Grund!

Während wir kauen wird die Nahrung mit Speichel vermischt, und dieser enthält das Verdauungsenzym Ptyalin. Enzyme sind chemische Stoffe, die eine chemische Reaktion in Gang bringen, ohne sich dabei zu verändern. Das Ptyalin ist für die Vorverdauung von Kohlenhydraten wichtig. Je mehr wir kauen, umso mehr Speichel fließt und um so gründlicher kann das Ptyalin einwirken, und nach ca. 30 - 40 mal kauen schmeckt das Brot oder die Kartoffel plötzlich süßlich, als Zeichen für die beginnende Aufschließung der Kohlenhydrate.

Beim Kauen beginnen aber auch die Verdauungssäfte in den tieferen Abschnitten zu fließen, sie bereiten sich sozusagen auf die Arbeit vor, die nun kommt. Diese Säfte sind so wichtig, daß sie bereits zu fließen beginnen, wenn wir nur an Essen denken, leckere Speisen sehen, oder anfangen zu kochen. "Es läuft uns das Wasser im Mund zusammen", aber eben nicht nur dort.

Um die Verdauungssäfte nicht zu verdünnen, sollten wir während des Essens auch nicht viel trinken. Die Nahrung wird viel besser aufgeschlossen, wenn wir ½ Std. vor bzw. 1 Std. nach dem Essen keine Flüssigkeit zu uns nehmen.

Wir sollten unsere Zähne gut pflegen, bzw. für einen guten Sitz der Dritten sorgen. Richtig kauen kann man nur mit guten Zähnen. Es gibt aber noch eine Voraussetzung für eine gute Vorverdauung im Mund. Das Ptyalin kann in einem leicht basischen Milieu am besten wirken. Wie sauer oder basisch eine Flüssigkeit ist, kann man mit Lackmuspapier aus der Apotheke überprüfen. PH-Werte zwischen 1 und 6,9 zeigen eine mehr oder weniger starke Säure an, 7 liegt im neutralen Bereich, basische oder alkalische Lösungen zeigen Werte von 7,1 bis 14. Es gibt auch praktische Teststäbchen in der Apotheke, mit denen man Speichel und Urin überprüfen kann. Gemessen wird immer der erste Morgenurin und der Speichel bevor irgendetwas gegessen oder getrunken wird, da sich die Werte dadurch sofort verändern. Der Speichel sollte im Idealfall bei 7, 2, der des Urins bei 6,4 - 6,8 liegen. Diese Werte erreichen heutzutage aber nur noch wenige Menschen. Wir sind durch eine falsche Zusammenstellung unseres Speiseplans und durch Streß oder Ärger im wahrsten Sinne des Wortes zu sauer.

Wer auch bei häufigerer Kontrolle immer optimale Werte hat, obwohl er sich eigentlich in Bezug auf den Säuren-Basenhaushalt gar nicht gesund ernährt, kann auch in eine Säuren-Basenstarre gefallen sein. Das bedeutet, daß der Körper nicht mehr in der Lage ist, Säuren auszuscheiden. Hier hilft zur Abklärung die Traditionelle Harndiagnostik und die Urinmeßmethode nach Sander, die Ihr Therapeut dann unbedingt veranlassen und ggf. auch die Therapie einleiten sollte. Für die Urinmeßmethode nach Sander werden über den Tag verteilt Urinproben gesammelt und im Labor ausgewertet. Dadurch kann man den Säure-Basen-Haushalt sehr schön beurteilen. Normalerweise folgt nämlich tageszeitbedingt auf eine Säureflut eine Basenflut. Je weniger ausgeprägt diese Fluten ausfallen, umso mehr hat das Reaktionsvermögen des Körpers im Sinne der Säuren-Basen-Regulation nachgelassen. Wie man Abhilfe bei Übersäuerung schaffen kann, steht im Kapitel " Auf in eine möglichst säurearme Zukunft".

1.2 Speiseröhre und Magen

Wenn wir nun unseren Bissen genügend gekaut haben und schlucken, rutscht er durch Rachen und Speiseröhre in den Magen. Hier stoppt vorübergehend die Verdauung der Kohlenhydrate. Jetzt ist das Eiweiß an der Reihe. Aus diesem Grund bevorzugen die Anhänger der Trennkost einen Speiseplan, bei dem bei einer Mahlzeit entweder nur Kohlenhydrate oder Eiweiß, jeweils kombiniert mit Fett gegessen wird. Manchen Menschen bekommt das in der Tat besser, da der Körper dann nicht von Kohlenhydraten auf Eiweiß "umstellen" muß. Wer unter Verdauungsstörungen leidet, sollte einfach einmal ein paar Tage Trennkost essen und schauen , ob es ihm dann besser geht. Da die Kost hierbei nicht so vielseitig ist, spürt man eher ein Sättigungsgefühl und nimmt auch nicht mehr so schnell an Gewicht zu bzw. ist auch die Gewichtsreduktion möglich. Im Handel sind zahlreiche Bücher mit Trennkost-Rezepten erhältlich.

Zur Eiweißverdauung benötigen wir zunächst einmal die Magensäure, die nicht nur das Eiweiß "aufweicht", sondern auch mitgeschluckte Krankheitskeime angreift. Die Magensäureproduktion ist bei vielen gestört. Die einen produzieren zu wenig davon und haben das Gefühl, daß das Essen nach der Mahlzeit lange Zeit wie ein Stein im Magen liegt. Das kann durch Zinkmangel verursacht sein, oder auch durch "Erschöpfung" der säureproduzierenden Belegzellen des Magens bei sehr langanhaltender Überproduktion von Magensäure. Diese kann ein Zeichen für eine Übersäuerung des ganzen Körpers sein. Der Magen bildet nämlich immer gleichzeitig Säuren und Basen. Wenn dem Körper zu wenig Basen zugeführt werden, greift er nicht nur auf Depots zurück, er kurbelt auch die Produktion von Magensäure und damit die Basenbildung an. Auch unabhängig von einer Mahlzeit. Die Basen sind so wichtig, daß der Körper damit sogar das Risiko der Verletzung von Magen- und Zwölffingerdarmschleimhaut eingeht. Wenn der Schleimhautschutz der Magenwand nämlich nicht ausreicht, kann die Magensäure die Magenwand angreifen. Bei den Menschen, die oft unter Sodbrennen leiden, funktioniert meist auch der Schließmuskel zwischen Magen und Speiseröhre nicht mehr richtig. Dadurch kann die viele Magensäure dann vor allem im Liegen oder beim sich Nachvornbeugen zurück in die Speiseröhre fließen. Erleichterung bei Sodbrennen kann durch eine Entsäuerung des Körpers, durch viszerale Osteopathie (ein sanftes Verfahren zur Behandlung von Organen und Haltestrukturen) und eine Darmsanierung erzielt werden, da ein geblähter Darm den Magen nach oben drückt.

Bei Sodbrennen lediglich immer wieder zu Säureblockern zu greifen, ist das gleiche, als würde man im Auto die aufleuchtende Warnlampe herausschrauben und einfach weiterfahren. Eine Entsäuerungskur hat schon so manchem den Magen dauerhaft aufgeräumt und gegen häufiges Sodbrennen geholfen.

Das Eiweiß wird nun vom Magenenzym vorverdaut. Bestimmte Magendrüsen bilden außerdem noch den sogenannten Intrinsic-Faktor, der die Aufnahme von Vitamin B 12 ermöglicht. Der Magen hat auch eine Speicherfunktion, und der Magenpförtner entläßt immer nur kleine Portionen in den nun folgenden Zwölffingerdarm.

1.1.3 Der Darm

1.1.3.1 Der Dünndarm

Der Dünndarm besteht aus Zwölffingerdarm, (der Name ist entstanden, weil er so lang ist wie 12 Finger nebeneinandergelegt breit sind), Leerdarm und Krummdarm. Im Zwölffingerdarm münden der Gallengang von der Leber und der Ausführungsgang der Bauchspeicheldrüse, und hier werden nun alle Nahrungsbestandteile endverdaut.

Dazu ist es wichtig, daß der saure Mageninhalt portionsweise in den Dünndarm gelangt, denn die Enzyme, die hier zur Anwendung kommen, benötigen wieder ein basisches Milieu. Erst wenn die Portion, die zuletzt den Magen verlassen hat, wieder basisch geworden ist, gibt der Dünndarm dem Magen über den Blutweg ein Signal, das diesen veranlaßt, die nächste Portion zu schicken. Die Galle wirkt auf die Fette im Speisebrei wie Spülmittel. Sie werden zu kleinsten Fetttröpfchen emulgiert, die dann durch das fettspaltende Enzym der Bauchspeicheldrüse, der Lipase, in Glycerin und Fettsäuren zerlegt werden. Daher bekommen Gallenkranke Beschwerden, wenn sie fettreiches Essen zu sich nehmen. Vor allem kaltgepreßte Pflanzenöle enthalten wichtige fettlösliche Vitamine und Provitamine, lebensnotwendige Fettsäuren und biochemisch wichtige Begleitstoffe, weshalb eine Ernährung ganz ohne Fett nicht sinnvoll ist.

Die Kohlenhydrate werden nun von der Amylase aus der Bauchspeicheldrüse in die verschiedenen Einfachzucker (z.B. Traubenzucker), die Eiweiße durch die eiweißspaltenden Enzyme der Bauchspeicheldrüse zu Aminosäuren abgebaut. Diese Endprodukte der Verdauung gelangen durch die Darmwand hindurch über die Pfortader zur Leber, wo sie einer "Endkontrolle" unterzogen werden, bevor sie in den Körperkreislauf entlassen werden.

Der Dünndarm hat eine riesige Oberfläche, damit er seiner Aufgabe, uns wie die Wurzel eines Baumes mit allem Lebensnotwendigem zu versorgen, gerecht werden kann. Zunächst ist er wie ein Stück Stoff, welches zusammengeschoben wird, in viele Falten gelegt. Auf diesen Falten sitzen sog. Zotten, die man sich wie Finger vorstellen kann. Auf diesen Zotten sitzen wiederum Minizotten, so daß der Dünndarm auf einer Länge von 3 - 5 m eine Oberfläche von ca. 500 qm erreicht! Die Gesundheit der Darmschleimhaut ist für die Nahrungsaufnahme so wichtig, daß diese die schnellste Regenerationsrate aller Körperzellen besitzt. Alle drei Tage wird die gesamte Schleimhaut erneuert und die alte abgestoßen und mit dem Stuhl ausgeschieden.

Ein Problem der Zivilisation ist das Überangebot an Nahrung und die falschen Eßgewohnheiten, die unsere Verdauungsorgane einfach überlasten. Es wird im Allgemeinen zu viel gegessen. Im Prinzip könnten die meisten Menschen von der Hälfte dessen, was sie essen, gut leben. Von der anderen Hälfte leben die Ärzte!

Auch ist die Nahrung zu eiweiß- und fetthaltig, zu süß, und es wird oft noch spät am Abend gegessen. Da der Darm aber mit den Hühnern schlafen geht, bleibt das meiste über Nacht bei ca. 36,5 - 37° in den Därmen liegen. Aus der Rohkost und den Süßigkeiten am Abend bilden sich dann Gärungsalkohole, die im Blut nachweisbar sind, die Eiweiße gehen in Fäulnis über. All das belastet zunächst die Leber, die ja diese Stoffe wieder entgiften muß. Letztendlich leiden aber auch Immunsystem, Nerven und alle anderen Zellen des Körpers darunter. Nahrung, die gärt und fault, versorgt unseren Körper nicht mehr mit Vitalstoffen, sondern sie belastet ihn nur noch.

Die so oft als ideal hingestellten 5 kleinen Mahlzeiten anstatt der drei großen, führen bei den meisten Menschen ebenfalls zum Zuviel. Diese Regel gilt eigentlich nur für Stoffwechselkranke! Einem gesunden Menschen reichen 3 Mahlzeiten völlig aus. Unser Verdauungstrakt will sich vor der nächsten Mahlzeit ausruhen können, so wie wir alle nicht ununterbrochen arbeiten können und zwischendurch eine Ruhepause brauchen. Und so, wie wir nach einer Pause wieder effektiver arbeiten können, arbeiten auch Magen und Darm dann viel besser.

Viele Menschen, die abnehmen wollen, versuchen zunächst einmal auf die Zwischenmahlzeiten zu verzichten und stattdessen viel zu trinken, und sie spüren sehr schnell, daß sie sich dabei eigentlich viel besser fühlen, als wenn sie häufiger essen. Ein altes Sprichwort sagt: "Iß morgens wie ein Kaiser, mittags wie ein Bürger und abends wie ein Bettler." Das wäre unserem Darm am liebsten. Morgens ist die Verdauungskraft am größten, und wir würden mit ausreichenden Vitalstoffen genug Reserven für den Arbeitstag haben. Bis zum Mittagessen ist der Verdauungstrakt dann wieder leer und freut sich auf die nächste Portion. Dabei ist auch zu bedenken, daß Rohkost, die ja sehr gärungsfreudig ist, grundsätzlich vor die Mahlzeit gehört, auch der Obstsalat. Der leere Darm stürzt sich sozusagen gleich darauf, und die Vitamine werden optimal aufgenommen. Am Ende der Mahlzeit gegessen, dauert es einfach zu lange, bis das Obst oder der Salat an der Reihe sind. Dann hat die Gärung schon eingesetzt. Ein leichtes Abendbrot zum Abschluß des Tages, im Idealfall bis 19°° Uhr, wird dann vom Darm noch gut verkraftet, auch wenn die Verdauungsleistung schon nachgelassen hat.

Viele werden jetzt sagen, daß sie aber erst abends so richtig Hunger verspüren und morgens gar nicht zu essen brauchen. Manchmal ist das eine die Folge des anderen: Was am Abend spät noch gegessen wird, bleibt bis zum nächsten Morgen im Darm liegen. Der Körper verweigert morgens die Nahrung und schaltet auf satt, weil er ja noch mit den Resten vom Vortag beschäftigt ist. Mittags wird dann bedingt durch die kurze Mittagspause vielleicht auch nur eine Kleinigkeit gegessen, evtl. aufkommender Hunger wird mit oft minderwertigen Zwischenmahlzeiten wie die angeblich so gesunden Müsliriegel mit ihren Frühstückscerealien morgens um halb zehn getilgt. Abends melden die Körperzellen dem Gehirn, daß sie den ganzen Tag noch nichts Gescheites zu Essen bekommen haben. Deshalb schaltet der Hypothalamus, ein Teil des Zwischenhirns, nun auf Hunger, damit die Zellen möglichst noch die Vitalstoffe bekommen sollen, die sie brauchen. So beginnt ein Teufelskreis. Eine Umstellung auf gesunde Eßgewohnheiten dauert 10 - 14 Tage. Dann hat sich der Körper in der Regel daran gewöhnt. Vielleicht probieren Sie es einfach mal aus. Wenn Sie sich dann nicht wohler fühlen, hat es eine andere Ursache.

In seinem Buch "Bio Topping" berichtet Dr. med. Karl J. Pflugbeil über eine Studie von Prof. Halberg an der Universität von Minnesota (USA). Die Teilnehmer durften sich bei 3 Mahlzeiten am Tag nur einmal richtig sattessen, die beiden anderen Mahlzeiten bestanden nur aus einer Kleinigkeit. Diejenigen, die ein großes Frühstück zu sich genommen hatten, haben bei gleicher Kalorienzahl ihr Gewicht deutlich besser halten bzw. reduzieren können, als diejenigen, die abends ihre Hauptmahlzeit hatten. Als Grund für dieses Phänomen wurde die innere Uhr des Stoffwechsels angegeben, die dafür sorgt, dass Kohlenhydrate morgens eher in Energie, am Abend jedoch bevorzugt in Depotfett umgesetzt wird.

Im letzten Abschnitt des Dünndarms sitzen sehr wichtige Lymphknoten, die Peyerschen Plaques. Diese haben eine herausragende Bedeutung für unsere Abwehrkräfte. Bis zu 80% der Immunität kommen aus dem Darm. Alles was wir schlucken, kommt sozusagen hier vorbei. Auch die Krankheitskeime.

Die darmständigen Abwehrzellen trainieren sich dadurch. Auch die Darmflora trägt dazu bei. Dieses ist ein empfindliches aber normalerweise auch stabiles Ökosystem, das aus vielen verschiedenen Bakterienarten besteht. Sie stimulieren die Abwehr, drängen krankmachende Keime zurück und produzieren verschiedene Vitamine und Enzyme, die helfen, die Nahrung zu zerlegen.

Im Fernsehen läuft sehr viel Werbung für Probiotischen Joghurt. Im Prinzip ist es gut, dem Körper die Darmsymbionten, die er braucht, zuzuführen. Aber es gibt ja sehr viele verschiedene Joghurtkulturen, und ich habe in meiner Praxis immer wieder festgestellt, daß der Joghurt, der dem einen Patienten guttut, dem nächsten gar nicht bekommt. Ein Arzneimittel nimmt man auch nur, wenn man es wirklich braucht. Von regelmäßigem Verzehr von Fruchtjoghurt kann ich nur abraten, da er meist viel zu süß ist und teilweise auch noch andere Zusatzstoffe enthält, so daß der Joghurt dann den Darm eher belastet als ihn zu unterstützen. Wie Verbraucherverbände unlängst in den Medien veröffentlicht haben, enthält der angebotene Joghurt die Bakterienkulturen oft in nicht genügend großer Menge, um einen gesundheitlichen Erfolg zu bringen, oder er ist schon zu alt, und die Bakterien sind nicht mehr lebens- und vermehrungsfähig.

Aber auch das Darmmilieu ist eine wichtige Voraussetzung für einen Erfolg. Wenn die Darmschleimhaut ein ungesundes Milieu aufweist, kann man noch so viel Joghurt essen. Die gesunden Keime können sich dann gar nicht ansiedeln. Bei einer ordnungsgemäßen Symbioselenkung wird zunächst immer das Milieu verbessert, damit die Bakterienkulturen auch eine Chance zur Ansiedelung haben.

Dieses Milieu kann großen Schaden nehmen, wenn die Nahrung im Darm in Gärung und Fäulnis übergeht. Auch Streß, Kummer und Ärger schwächen das Immunsystem und damit die Darmflora. Dann können sich Keime im Darm ausbreiten, die wie Schmarotzer nur mit durchgefüttert werden aber keinen Nutzen bringen. An erster Stelle sind hier die Candidapilze zu nennen.

Candida-Hefepilze leben insbesondere von Süßigkeiten, Auszugsmehl, Alkohol und anderen schnell resorbierbaren Kohlenhydraten. Da die Zunge dem Gehirn die Zufuhr von z.B. Zucker gemeldet hat, sendet das Gehirn ein Signal an die Bauchspeicheldrüse, daß diese mehr Insulin bereit stellen und ins Blut abgeben müsse, damit der Blutzuckerspiegel nicht zu stark ansteigt. Nun stürzen sich im Darm aber auch die Candidapilze auf den Zucker. Der Blutzuckerspiegel sinkt durch das Insulin, und das Gehirn produziert nun Hunger auf Süßes, um den Blutzuckerspiegel wieder anzuheben. Dieses Phänomen tritt schon allein bei dem Verzehr von schnell resorbierbaren Kohlenhydraten (weißer Zucker, Auszugsmehl) auf. Durch eine vermehrte Candidabelastung im Darm wird es noch gesteigert, evtl. sogar bis zu einer regelrechten Sucht auf Süßes.

Gleichzeitig fühlen die Betroffenen sich sehr unwohl, denn die Pilzbelastung führt zu Blähbauch, Verstopfung oder Durchfall bis hin zu chronischen Schmerzen. Durch die Candidaüberwucherung, aber z.B. auch bei Infektionen mit der Bakterie Helicobacter pylori oder die Darmverschmutzung durch Ablagerung von Nahrungsresten wird Nahrungsmittelallergien Vorschub geleistet. Die Darmwand entzündet sich ein bißchen, die Poren in der Darmwand, durch die die Nahrungspartikel ins Blut gelangen, vergrößern sich etwas. Nun können noch nicht fertig verdaute Bestandteile ins Blut übertreten, auf die sich dann die Abwehrzellen stürzen und so eine Allergie hervorrufen.

Die Darmverschmutzung entsteht ebenfalls durch die Überlastung durch falsche Eßgewohnheiten. Der Darm wird durch die Fäulnis und Gärung, Mangel an Verdauungssäften oder bestimmten Mineralstoffen, zu geringe Flüssigkeitsaufnahme etc. geschädigt, so daß er sich leicht entzündet und verkrampft und den Weitertransport des Speisebreis damit behindert. Andere Abschnitte im Darm erweitern sich und werden zu Zwischenlagern des Nahrungsbreis. Dadurch verliert der Stuhl die normale Konsistenz und wird klebrig. Was nach dem Stuhlgang am Toilettenpapier hängen bleibt, bzw. trotz einiger Liter Wasser durch die Toilettenspülung in der WC-Schüssel verbleibt, das klebt auch im Darm. Vor allem in den Vertiefungen des Darmes können sich Reste ansammeln. Patienten, die im Rahmen einer Heilfastenkur, täglich mit Hilfe von Bittersalz abführen, berichten, daß sie auch nach 2 Wochen reinem Teefasten noch feste, dunkle Brocken im Stuhlgang sehen können! Das sind alles Reste, die sich im Laufe der Zeit angesammelt hatten und die Aufnahme von Nährstoffen behinderten. In der Literatur zur Heilfastenkur nach Mayr wird das Toilettenpapier als Reagenzpapier des Darms bezeichnet. Ein täglicher Stuhlgang bedeutet nicht unbedingt, daß der Darm in Ordnung ist. Die Tiere des Waldes oder ein gesunder Hund benötigen kein Toilettenpapier. Nur der Mensch braucht mehr und mehr. In der Regel sollten die Nahrungsreste den Körper nach 24 Std. wieder verlassen haben. Probieren Sie mit Spinat oder roter Beete doch einmal aus, wie lange Ihr Körper dazu benötigt.

Auch die Form des Stuhls gibt Aufschluss darüber, ob der Verdauungstrakt erkrankt ist. Normalerweise sollte er wie eine Wurst geformt und mittelbraun sein und einen leichten Schleimüberzug haben, damit er eben nicht klebt. Alles andere läßt ahnen, daß die Verdauungsorgane nicht in Ordnung sind. Der gesunde Darm produziert auch keinen übelriechenden Stuhl. Wenn sich nach dem Stuhlgang vorübergehend niemand ins Badezimmer traut, ist eine Untersuchung auf Darmflora und Nahrungsausnutzung angesagt.

1.1.3.2 Der Dickdarm

Wenn wir nun den Weg der Nahrung durch unseren Körper weiterverfolgen, gelangen wir am Ende des Dünndarmes an eine Klappe, die den Dünndarm vom Dickdarm trennt. Diese Klappe heißt Bauhin'sche Klappe und sitzt im rechten Unterbauch. Der erste Abschnitt des Dickdarmes ist der Blinddarm, an dem der Wurmfortsatz (Appendix) hängt, der sich entzünden kann. Die "Blinddarmentzündung" ist also in der Regel die Entzündung des Wurmfortsatzes und nicht des Blinddarmes. Der Wurmfortsatz wird auch als die Mandel des Darmes bezeichnet und gehört zum lymphatischen System. Aber auch die Bauhin'sche Klappe kann in diesem Bereich zu Schmerzen führen. Normalerweise ist sie geschlossen und öffnet sich nur für den Speisebrei, der aus dem Dünndarm in den Dickdarm muß. Bei sehr vielen Menschen ist dieser Klappenmechanismus gestört. Die häufigste Störung ist die offene Klappe. Dadurch rutscht der Brei, der ja nun im Dickdarm entgegen der Schwerkraft bergauf muß, wieder zurück in den Dünndarm. Das begünstigt das Aufsteigen der Dickdarmflora im Dünndarm und kann zu teilweise gravierenden Symptomen, wie heftigen Blähungen, Durchfall, Mundgeruch, Kopfschmerzen, Schulterschmerzen, Müdigkeit, Nahrungsmittelallergien u.a.m. führen. Die Dickdarmflora bekommt nämlich im gesunden Darm nur noch unverdauliche Nahrungsreste angeboten. Im Dünndarm hingegen findet sie nun ein Schlaraffenland vor, kann sich hier nun sehr stark vermehren (bis zum Magen hoch) und drängt damit die wichtige Dünndarmflora mehr und mehr zurück. In der Medizin wird dieser Zustand Overgrowth-Syndrom genannt. Ein Hinweis auf das Vorliegen dieser massiven Belastung des Dünndarms mit Dickdarmflora kann sein, wenn jemand auf eigentlich gesunde Vollwerternährung mit starken Blähungen und Durchfall reagiert.

Aber auch die verkrampfte Klappe kommt vor. Das bedeutet, daß sie sich erst öffnet, wenn im Dünndarm vor der Klappe sehr viel Druck aufgebaut wurde und sich dort sehr viel Speisebrei angesammelt hat. Diese Patienten klagen oft über einen Wechsel von Verstopfung und Durchfall, für den es natürlich auch noch andere Ursachen geben kann. Verstopfung solange, wie die Klappe geschlossen ist, und der Durchfall entsteht, weil zu viel auf einmal in den Dickdarm gelangt, der dann überfordert ist.

Diese Klappenstörungen können durch Mineralstoffmangel ausgelöst werden. Calciummangel begünstigt die geschlossene, Magnesiummangel die offene Klappe. So mancher "Blinddarm" war in Wirklichkeit nur eine Störung der Bauhin'schen Klappe.

Im Dickdarm nun wird dem Stuhl das Wasser entzogen und der Stuhl eingedickt. Auch die Elektrolyte (Kalium, Natrium, Calcium, Magnesium) gelangen nun ins Blut. Für eine bessere Gleitfähigkeit erhält der Stuhl außerdem noch einen Schleimüberzug. Der Dickdarm enthält keine Zotten mehr. Eine starke Muskulatur befördert den Stuhl in Richtung Mastdarm, wo er bis zur Entleerung gespeichert wird. Je länger die Passagezeit im Darm dauert, um so härter und fester wird der Stuhl, was dann zu Entleerungsproblemen führen kann. Die Verstopfung ist die Darmkrankheit, die am weitesten verbreitet ist. Fast jede 2. Frau und fast jeder 3. Mann greifen mehr oder weniger häufig zu Abführmitteln.

In der Literatur über die Heilfastenkuren nach F.X. Mayr gibt es einen schönen Vergleich. Ein Pferd, das seinen Wagen nicht mehr ziehen kann und stehen bleibt, kann man mit der Peitsche antreiben. Es wird sich mit letzter Kraft aufbäumen und anstrengen, bis es gar nicht mehr geht. Vielleicht wird es sogar zusammenbrechen. Man kann ihm gut zureden und am Halfter mitziehen. Das Beste wäre allerdings, dem Pferd Ruhe zu gönnen, es auszuspannen und im Stall gut zu versorgen, damit es gesunden und wieder zu Kräften kommen kann. Sie ahnen es wahrscheinlich schon: Das kranke Pferd ist der verstopfte Darm, die Peitsche steht für die Abführmittel, das Zureden und Helfen sind die Ballaststoffe, das Gesunden im Stall ohne Arbeit ist eine Heilfastenkur.

Ein gesunder Darm wird uns viel besser versorgen können als ein kranker. Der österreichische Arzt Dr. F.X. Mayr hatte eine Patientin mit Skorbutanzeichen. Diese traten auf, obwohl sie durch ihre Nahrung täglich sehr viel Vitamin C zu sich nahm. Der Darm war aber nicht mehr in der Lage, es für den Körper zu resorbieren. Dr. Mayr kurierte diese Patientin durch eine Darmreinigung, bei der sie täglich nur noch einen Bruchteil der vorherigen Vitamin C Menge bekam, diese aber durch den nun gereinigten Darm auch aufnehmen konnte. Bei Mangelzuständen sollte der Darm also am besten erst einmal in die Lage versetzt werden, diese Stoffe auch aufzunehmen. Vielleicht erübrigt sich dann das ständige Schlucken von Vitamin- und Mineralstofftabletten.

Wie so eine Darmreinigung vonstatten geht, ist Thema des 2. Kapitels.

Durch die heutigen landwirtschaftlichen Anbaumethoden und den Zustand der Böden wird es aber in der Tat auch immer schwieriger, dem Körper mit der täglichen Nahrung alle Vitalstoffe zuzuführen. Untersuchung haben gezeigt, daß der Vitamingehalt der Pflanzen zum Teil erheblich abgenommen hat. (Mehr dazu im Teil II.) Daher ist es eigentlich immer notwendiger, den Darm zu pflegen, da er nicht mehr aus dem Vollen schöpfen kann, sondern die Nahrung besonders gut ausnutzen muß.

2. DIE DARMREINIGUNG

2.1 Ein historischer Rückblick

Fasten hat eine jahrtausende alte Tradition. In allen großen Religionen gibt es Fastenzeiten und Hinweise darauf, wie gut und wichtig das Fasten für Körper und Seele ist. Natürlich kostet es Überwindung und braucht eine gewisse Charakterstärke, um sich darauf einzulassen.

Die günstigste Zeit zum Fasten sind Frühjahr und Herbst, eine natürliche Zeit der Veränderung. Einige Krankheiten der Verdauungsorgane haben in dieser Zeit "Hochkonjunktur", z.B. Magengeschwüre und die Appendizitis. Daß die christliche Fastenzeit im Frühjahr liegt, hängt sicher auch damit zusammen, daß die Nahrungsmittelvorräte in den vergangenen Jahrhunderten im Frühjahr aufgebraucht waren. Insofern war es günstig, in dieser Zeit zu fasten.

Alle kriegerischen Völker haben immer wieder gefastet, besonders vor dem Kampf. Sie wußten, daß sie dann in besserer körperlicher und seelischer Verfassung waren.

Auch Ghandi hat gefastet und gesagt: "Wie ich meine Augen brauche, um zu sehen, so brauche ich das Fasten, um zu mir selbst zu kommen." Fasten reinigt nicht nur den Körper, es ist auch eine Zeit der Ruhe und Besinnung.

Schon bei den alten Griechen war die Wichtigkeit des Fastens bekannt. Von Hippokrates stammt der Spruch: "Heile dein Weh eher durch Fasten als durch Medikamente." Heute geht es leider meist andersherum. Zuerst wird Zuflucht bei den Medikamenten genommen, und wenn gar nichts mehr hilft, erst dann versucht man es mit alternativen Methoden. Gerade bei den sogenannten chronischen Zivilisationskrankheiten hat eine Fastenkur schon oft zu teilweise verblüffenden Erfolgen geführt. Es kann u.a. den Blutdruck normalisieren, erhöhte Blutfettwerte senken, Altersdiabetes (Typ II), Migräne, Gicht und Rückenschmerzen bessern, und hat auch Einfluß auf rheumatische Erkrankungen.

Wichtig ist aber auch ein Ausspruch von Thomas von Aquin, der sagte, daß zum Fasten absolute Freiwilligkeit gehöre, alles andere sei Hungern. Niemand kann einem anderen zuliebe fasten. Fasten kann man nur für sich selbst, aus Überzeugung etwas Gutes für sich tun zu wollen.

2.2 Die Heilfastenkur nach Mayr

Der österreichische Arzt Dr. Franz Xaver Mayr ging in der 1. Hälfte des 20. Jahrhunderts der Frage nach, wie man erkennen könne, ob ein Mensch wirklich gesund oder nur noch scheingesund und damit auf dem Weg zur Krankheit sei. Es ist sein Verdienst, eine Diagnostik geschaffen zu haben, die eine sichere Beurteilung über den Zustand der Verdauungsorgane mit bloßen Augen und den eigenen Händen ermöglicht. Wenn die Verdauungsorgane erkranken, wird letztendlich der ganze Mensch auf Dauer nicht gesund bleiben können; eine Weisheit, die schon uralt ist: " Die Wurzel allen Übels sitzt im Darm."

2.2.1 Die 3 verschiedenen Arten der Mayr-Kur

Dr. Mayr ließ er alle Patienten zunächst erst einmal fasten, und er stellte fest, daß die verschiedensten Erkrankungen dadurch ausheilten. Zunächst war es ein **Wasser- oder Teefasten**, dazu kam dann die **Milch-Semmel-Diät**, und zum Schluß die **Milde-Ableitungs-Diät (MAD)**.

Beim Wasser- oder Teefasten wird gar keine Nahrung aufgenommen, sondern nur Wasser und Tee getrunken. Diese strenge Fastenform sollte am besten in einem Kurheim unter Aufsicht erfolgen.

2.2.2 Die Milch-Semmel-Diät

Die Milch-Semmel-Diät ist im Allgemeinen als *die Mayr-Kur* bekannt. Hier wird morgens und mittags eine Kursemmel (ein altbackenes Brötchen) in ganz kleinen Portionen zunächst 30 mal gekaut, dann kommt ein Teelöffel Milch dazu, beides wird noch ca. 20 mal gekaut und erst dann geschluckt. Der Kurpatient darf solange essen, bis er ein Sättigungsgefühl bekommt. Dann beendet er sofort die Mahlzeit, auch wenn Brötchen oder Milch noch nicht aufgegessen sind. Dadurch gesundet der normale Sättigungsreflex, den viele leider verloren haben.

Oft ist schon die Erziehung in der Kindheit daran schuld, da viele Kinder immer wieder zum Essen genötigt werden. "Ein Löffel für die Oma, ein Löffel für den Opa," diesen Spruch werden viele Leser selbst zu hören bekommen haben. Statt die Kinder zu zwingen, immer den Teller leer zu machen, auch wenn sie keinen Hunger mehr haben, sollte man die Kinder anhalten, stets nur ganz kleine Portionen auf den Teller zu nehmen und dann einen Nachschlag zu erbitten. So wird der gesunde Sättigungsreiz erhalten und die Verdauungsorgane vor Überlastung geschützt. Gerade auch kranke Kinder verweigern oft die Nahrung. Das ist eine gute Reaktion des Körpers, da ja die Hauptabwehrleistung aus dem Darm kommt, und dieser will dann nicht zusätzlich noch Nahrung verdauen müssen. Selbst diese gesunde Reaktion des Körpers wird unterdrückt und das kranke Kind mit Appetitanregern zum Essen angehalten.

Oder da ist die Hausfrau, die nach der Mahlzeit noch Reste in den Schüsseln sieht, und weil es ja zu schade ist, Lebensmittel wegzuwerfen, spielt sie den Mülleimer für die ganze Familie und wundert sich, daß die Waage mehr und mehr ausschlägt.

Auf gar keinen Fall darf ein evtl. verbleibender Milchrest ausgetrunken werden! Milch ist ein Nahrungsmittel, das neben vielen Vitaminen und Mineralien auch Milchzucker enthält. Und Zucker muß ja im Mund durch Kauen vorverdaut werden. Das schont den Darm, der dann weniger Verdauungsarbeit leisten muß. Da sich Milch aber allein schlecht kauen läßt, gibt es die Kursemmel dazu. Das ist ein einfaches weißes Brötchen, das über einige Tage getrocknet wird. Kritiker werfen den Mayr-Therapeuten immer wieder vor, daß die Patienten so ein ernährungswissenschaftlich wertloses Brötchen zu essen bekommen anstatt eines so gesunden Vollkornbrötchens. Diese Semmel dient aber eben nicht der Ernährung sondern lediglich der Kauschulung! Der Darm, der sich während der Kur ausruhen und gesunden soll, würde durch die Ballaststoffe des Vollkorns nur wieder angetrieben. Ich erinnere an den Vergleich mit dem kranken Pferd. Die Kursemmel darf nicht zu weich sein, das könnte zu Blähungen führen, aber auch nicht zu hart, dann hätte der Patient evtl. Hunger.

Da heutzutage immer häufiger Allergien auf Weizen oder Milch bestehen, muß vor einer solchen Heilfastenkur sichergestellt werden, daß der Patient das Brötchen und die Milch auch vertragen kann. Zur Allergietestung ist der einfache Hauttest mit Sicherheit nicht ausreichend, er testet den Allergietyp I. Oft liegen Allergien vom Typ IV vor, die damit nicht erfaßt werden. Dazu muß ein sog. LTT - Test erfolgen. Einfacher und wesentlich preiswerter sind bioenergetische Testverfahren, wie z.B. die Applied Kinesiology (AK).

Hierbei wird ein Muskel als Meßinstrument benutzt. Der Patient muß einen bestimmten Muskel mit maximaler Kraft anspannen. Dieser Muskel wird, wenn er normal testet, dem Testdruck des Untersuchers widerstehen können, sich aber auch durch z.B. Druck auf einen zugeordneten Akupunkturpunkt schwächen lassen. Wenn nun der Patient ein Nahrungsmittel in den Mund nimmt, das er nicht vertragen kann, führt dies sofort zu einer abnormen Muskelreaktion. Entweder wird der Muskel gar keine Kraft mehr aufbauen können, oder er steht so unter Streß, daß er sich nicht mehr schwächen läßt. Auf diese Art und Weise läßt sich sehr schnell sicherstellen, daß der Fastende sich für die Dauer der Kur nicht ausgerechnet von Lebensmitteln ernährt, die er nicht vertragen kann.

Wenn eine Unverträglichkeit oder Allergie von Weizen oder Hefe oder Milch vorliegt, weicht man auf Dinkel und Roggen bzw. angesäuerte Milchprodukte, wie Joghurt oder Quark aus. Werden auch die nicht vertragen, gibt es Schafs- oder Ziegenmilchprodukte.

2.2.3 Die Milde-Ableitungsdiät (MAD)

Bei der MAD bekommt der Patient morgens das gleiche Frühstück wie bei der Milch-Semmel-Diät, mittags ißt er aber Pellkartoffeln und Wurzelgemüse, z.B. Möhren, Sellerie oder Schwarzwurzeln. Auch hierbei sind Allergieteste angebracht, denn selbst auf Kartoffeln und Möhren reagieren immer mehr Menschen mit Unverträglichkeiten. Die MAD kann aber auch umfangreicher gestaltet werden mit Butter, Frischkäse, weichgekochtem Ei oder anderen leichtverdaulichen Speisen.

Zum Abendessen gibt es bei jeder Form des Mayr-Fastens eine Gemüsebrühe, die vorzugsweise aus Wurzelgemüse und Kartoffeln gekocht wird. Das Gemüse wird ausgekocht und weggeworfen und nur die Brühe löffelweise gegessen, nicht getrunken!

2.2.4 Allgemeine Hinweise

Vor der Fastenkur muß sichergestellt werden, daß keine Darmbelastung mit Candida-Hefepilzen vorliegt. Wenn dann nämlich streng gefastet würde, bestünde die Gefahr, daß die Pilze ins Blut gehen, um sich dort mit Nahrung zu versorgen. Und wenn sie erst einmal aus dem Darm heraus in den Körperkreislauf übergetreten sind, können sie auch andere Organe befallen, was auf jeden Fall vermieden werden muß.

Zu Beginn der Kur wird die Fastenform durch den Therapeuten festgelegt. Die Mayr-Kur wird individuell für jeden Patienten gestaltet, denn nicht jeder kann Teefasten. Für Menschen, die während der Kur weiterhin berufstätig sind, für chronisch Kranke, Abgemagerte oder nach schweren chirurgischen Eingriffen muß eine andere Fastenform gewählt werden.

2.2.5 Die Säulen der Mayr-Therapie

Die Therapie des Heilfastens nach Mayr steht auf den 3 Säulen: Schonung, Säuberung und Schulung.

Die Schonung erfolgt zum einen durch die Monotonie, denn es wird die ganze Zeit immer nur eintönig das Gleiche gegessen. Daher braucht der Darm sich nicht zu jeder Mahlzeit immer wieder auf neue Nahrungsmittel umstellen. Schonung auch durch das sehr gute Kauen.

Die Säuberung erfolgt durch die täglich Einnahme von Bittersalz. Dieses ist eine konzentrierte Magnesiumlösung, die das Wasser im Darm hält. Das hat den Effekt, als würde man den Darm mit dem Wasserschlauch abspritzen. Dadurch werden nach und nach selbst die hartnäckigsten Verkrustungen im Darm gelöst. Es ist erstaunlich, was da manchmal zum Vorschein kommt. Selbst nach 14tägigem Teefasten ohne irgendeine feste Nahrung werden noch feste Bröckchen mit dem Stuhl ausgeschieden. Sogar von unverdauten Medikamentenkapseln, die einige Wochen vor der Kur zuletzt eingenommen worden waren, haben die Patienten schon berichtet. Statt Bittersalz kann auch Glaubersalz oder das Karlsbader-Salz verwendet werden. Das Karlsbader-Salz ist basisch, so daß der Kurende nicht soviel Basenpulver (s.u.) zusätzlich benötigt.

Die Wirkung des Bittersalzes kann der Patient noch durch Einläufe verstärken. Das spült den Enddarm durch und beschleunigt die Ausscheidung. Auch eine Colon-Hydro-Therapie (das Spülen des gesamten Dickdarmes mit Wasser) trägt zur schnelleren Reinigung bei. Vorher sollte aber die Bauhin'sche Klappe untersucht werden, damit bei einer evtl. offenen Klappe nicht der Dreck aus dem Dickdarm in den Dünndarm gelangen kann. Die Reinigung des Dünndarmes erzielt man aber nur mit dem Bittersalz. Je besser der Darm entleert wird, um so schneller tritt beim Fasten Wohlbefinden ein, und es vermeidet auch Hungergefühle. Die Patienten sind immer wieder erstaunt, daß man mit 2 Brötchen und 2 Tassen Milch am Tag keinen Hunger verspürt.

Die Kau-Schulung durch die Kursemmel ist ebenfalls ein wichtiger Faktor. Manche Patienten haben in den ersten Fastentagen regelrechten Muskelkater in der Kaumuskulatur, als Ausdruck dafür, wie sehr die Muskeln das Kauen schon verlernt hatten! Oft haben sie nach 20maligem Kauen gar nichts mehr im Mund, weil der Speichelfluß versiegt ist. Doch nach ein paar Tagen setzt die Speichelproduktion mehr und mehr ein, und der Mundinhalt vermehrt sich durch das Kauen. Dadurch gesundet auch der Würgereiz, der normalerweise verhindern soll, daß zu große Brocken heruntergeschluckt werden. Je länger nach der Fastenkur weiterhin so gut gekaut wird, umso länger hält auch der Kurerfolg an. Wer die Kur auch zur Gewichtsreduktion durchführt, wird weitestgehend vor dem Jojo-Effekt geschützt, wenn er anschließend das gute Kauen und das viele Trinken zwischen den Mahlzeiten beibehält, und sich auf 3 Mahlzeiten beschränkt.

2.2.6 Die Entsäuerung während des Heilfastens

Ein weiterer wichtiger Aspekt ist die Einnahme von Basenpulver während des Fastens. Viele Menschen sagen, daß sie nicht gut eine Mahlzeit auslassen können, weil sie dann sofort Kopfschmerzen, Übelkeit oder sonstige Beschwerden bekommen. Sobald sie dann etwas essen, verschwinden diese Symptome wieder. Was hier passiert, sind die klassischen Kur-Reaktionen, die auch beim Fasten entstehen können. Diese Symptome sind grundsätzlich als etwas Positives anzusehen, auch wenn sie unangenehm sind. Beim Stoffwechsel in den Zellen werden ständig Stoffe um-, auf- und abgebaut. Die dabei entstehenden "Reste" oder Stoffwechselschlacken sollen normalerweise durch unsere Ausscheidungsorgane Darm, Niere, Haut und Lunge den Körper wieder verlassen.

Leider fallen durch unsere heutige Lebensweise aber zu viele Schlacken in Form von Säuren an. Oft wird auch nicht ausreichend getrunken, nämlich 30 ml Wasser oder Tee je kg Körpergewicht. Manchmal benutzt der Körper dann Notventile, wie z.B. die Tränenflüssigkeit, um die Säuren doch noch loszuwerden. Vielleicht haben sie auch schon mal morgens einen kleinen roten Streifen am äußeren Augenwinkel entdeckt? Der entsteht, wenn die zu scharfe, weil Stoffwechselsäuren enthaltende Tränenflüssigkeit nachts aus dem Auge auf das Kopfkissen läuft. Patientinnen berichten auch manchmal über eine wundmachende Ausscheidung bei der Menstruation. Auch da kann der Körper im Notfall Säuren loswerden. Wenn das alles nicht ausreicht, muß der Körper diese Schlacken irgendwo zwischenlagern, wo sie den reibungslosen Stoffwechsel am wenigsten stören. Dazu steht ihm das Fettgewebe zur Verfügung. (Ein Grund, warum man kein fettes Fleisch essen sollte, denn gerade auch die Masttiere leiden unter Stoffwechselschlacken, besonders wenn sie sehr viele Medikamente bekommen). Bei den schlanken Menschen, und wenn das Fettgewebe nicht mehr ausreicht, wird es im Bindegewebe und in der Muskulatur abgelagert. Sehr gerne lagert es der Körper im Bereich des Schultergürtels ein, weshalb es dort oft zu Verspannungen kommt, denn diese Schlacken stören die normale Muskelfunktion.

Wenn wir nun mit dem Fasten beginnen, registriert der Körper sehr schnell, daß nun die Zeit gekommen ist, all diese Schlacken zu entsorgen. Die Zellen entledigen sich dieser Säuren in den Zellzwischenraum und in das Blut. Dieser Abtransport der Säuren aus den Geweben wird vor allem bei den schlanken Menschen als ein Ziehen vor allem im Rücken bemerkt. Da das Fettgewebe keine Nerven besitzt, spüren die wohlbeleibteren Menschen davon weniger. Die Schlacken, die im Blut kreisen, werden so schnell wie möglich ausgeschieden. Da aber oft viel zu viel auf einmal in das Blut gelangt, und die Ausscheidungsorgane damit überfordert sind, kreisen die Schlacken längere Zeit im Blut und verursachen diese Kurreaktionen. Dabei fühlt jeder Symptome, die er ohnehin an sich kennt. Der Migränepatient wird vielleicht heftige Kopfschmerzen bekommen, ein anderer, der zu Magenerkrankungen neigt, verspürt Übelkeit bis hin zum Brechreiz oder Erbrechen. Auch die Gelenke der Rheumatiker schmerzen zunächst vielleicht mehr als vorher. Die Säuren benebeln auch die Sinne, weshalb man zu Beginn vergeßlicher wird und evtl. auch vorrübergehend schlechter sehen kann. Diese Zeit gilt es aber durchzustehen, meist sind es 2 -3 Tage, danach wird man mit zunehmendem Wohlbefinden belohnt.

Auf dem Weg zur Ausscheidung oder zum Depot werden die Säuren so gut es geht mit Basen neutralisiert, denn der pH-Wert des Blutes muß konstant gehalten werden. Hier setzt nun das Basenpulver ein. Durch die zugeführte Basenmenge können die Säuren schneller neutralisiert werden. Je deutlicher die Kurreaktionen ausfallen, um so mehr Basenpulver muß zugeführt werden. Dadurch erreicht man schneller Wohlbefinden, und die Nieren werden entlastet. Ein Zeichen dafür, daß die Nieren überlastet werden, sind Nierenschmerzen oder ein Harnstau, d.h. es wird viel weniger ausgeschieden als an Flüssigkeit zugeführt wird. Wenn man sich die Nieren als einen Trichter denkt und die Säuren als Sand, so kann man sich gut vorstellen, daß, wenn zuviel Sand auf einmal durch diesen Trichter will, dieser verstopfen kann. Daher sollte man die Heilfastenkuren auch immer unter therapeutischer Aufsicht durchführen.

Durch die Ernährungsumstellung auf mehr basische Kost kann der erneuten Übersäuerung des Körpers vorgebeugt werden. Dazu mehr im Kapitel: Auf in eine möglichst säurearme Zukunft.

2.2.7 Der Weg zur Heilung

Alle chronischen Erkrankungen müssen, um auszuheilen, erst wieder ins akute Stadium zurückgeführt werden. So spricht man bei der Erlangung der Gesundheit aus der Krankheit von dem Weg durch das reinigende Fegefeuer der Kurreaktion. Ein Beispiel soll dies verdeutlichen: Ich selbst hatte jahrelang immer wieder mal Probleme mit ziehenden Muskelschmerzen im rechten Unterarm. Bei meiner 2. Mayr-Kur zeigte dieser plötzlich deutliche Entzündungszeichen. Er war rot, angeschwollen und schmerzte. Doch nach 1 Woche war diese Entzündung ausgeheilt, und ich war danach sehr lange schmerzfrei. Wenn ich heute wieder einmal Schmerzen in diesem Bereich habe, weiß ich, daß es nötig ist, den Körper erneut einmal zu entgiften.

Von Kur zu Kur fallen die Reaktionen geringer aus, einfach weil sich dann in der Zwischenzeit nicht mehr so viel ansammeln konnte.

Zur Gesundung des Darmes dient auch die manuelle Bauchbehandlung nach Mayr. Durch eine spezielle, sanfte Massage des Bauches wird ein gesunder Tonus des Darms erzielt. Die entzündeten und verkrampften Abschnitte lassen locker, erschlaffte erstarken wieder. Außerdem wird die Blut- und Lymphversorgung der Verdauungsorgane verbessert.

3. AUF IN EINE MÖGLICHST SÄUREARME ZUKUNFT

3.1 Was ist Übersäuerung

Wie wir im vorangegangenen Kapitel gesehen haben, entstehen beim ganz normalen Zellstoffwechsel Schlackenstoffe, die eigentlich ausgeschieden werden müßten. Diese versäuern unseren Körper, weil sie zu zahlreich anfallen und unsere Ausscheidungsorgane überlastet sind. Durch unsere Lebensweise tragen wir zusätzlich zur Übersäuerung bei. Streß, Ärger, Frust, Hektik - all das läßt uns im wahrsten Sinne des Wortes sauer werden.

Doch auch unsere heutige Ernährung trägt entscheidend zur Übersäuerung bei. Man kann die Nahrung grob in saure oder säurenspendende bzw. basische oder basenbildende Nahrung unterteilen (s.u.).

3.2 Die Folgen

Was aber ist so schlimm an der Übersäuerung? Mit Hilfe der Dunkelfeldmikroskopie kann man sehen, daß das Blut bei Übersäuerung des Körpers dicker und dikker wird. Die Erythrozyten, die roten Blutkörperchen, lagern sich allmählich zur sog. Geldrollenform zusammen, anstatt frei beweglich im Blut herumzuschwimmen. Die Gefahr, daß ein Blutgefäß verstopft, nimmt dadurch mehr und mehr zu. Am Ende steht vielleicht der Schlaganfall oder der Herzinfarkt. Als Sofortmaßnahme bei einem solchen Ereignis hängt der Notarzt oft als erstes u.a. eine Infusion mit Bikarbonatlösung an, das sind Basenstoffe, die der Übersäuerung entgegenwirken und das Blut verdünnen. Warum also erst solange warten, bis das Kind in den Brunnen gefallen ist. Vorbeugen ist allemal besser. Auch auf unsere Gelenke wirkt sich die Übersäuerung negativ aus. Aus dem trägen, dickeren Blut heraus kann der Knorpel nicht mehr richtig ernährt werden. Es kommt zu Gelenkentzündungen oder Verschleiß. Ein schönes Beispiel dafür ist der Gichtanfall. Die Harnsäurewerte im Blut steigen und steigen. Irgendwann hat sich soviel Säure im Gelenk abgelagert, daß die Säurekristalle eine sehr schmerzhafte Gelenkentzündung hervorrufen.

Doch die Übersäuerung hat noch andere Auswirkungen. Abgesehen davon, daß das Wohlbefinden gestört wird, es zu Kopfschmerzen, Sehschwäche, Ohrensausen und anderen Erkrankungen führen kann, wird der Körper ständig gezwungen, auf seine eigenen Basenreserven zurückzugreifen, um die Säureflut zu dämmen. Diese Basenreserven des Körpers sitzen in den Knochen und Zähnen! Das heißt, der Körper baut als Schutz gegen die Säuren die Mineralien aus der Knochensubstanz ab. Ein mögliches Resultat ist Osteoporose. Auch die Parodontose ist sehr weit verbreitet. Die Parodontose wird als Osteoporose des Zahnfleisches bezeichnet.

Die Übersäuerung treibt uns in einen mehr oder weniger gravierenden Mineralstoffmangel. Anstatt nun Mineralstoffpillen zu schlucken, muß zunächst erst einmal unbedingt die Ernährung auf basenreiche Kost umgestellt werden. Wer nur säuernde Nahrung zu sich nimmt und meint, er nehme ja genug Mineralien in Pillenform zu sich, läuft Gefahr in eine Säuren-Basenstarre zu verfallen. (s. 1.1)

Im New England Journal of Medicine (Bd. 330, S. 1776, 1994) wird von einer Untersuchung von Wissenschaftlern berichtet, die bei 18 Frauen in den Wechseljahren 18 Tage lang den Mineralstoff Kaliumhydrogencarbonat ins Essen mischten. Ihr Blut war nicht mehr so sauer, und sie schieden daraufhin weniger Phosphat und Calcium mit dem Urin aus. Diese Ausscheidung ist erhöht, wenn der Körper das saure Blut neutralisieren will und Carbonat aus dem Knochen herauslöst. Für die US-Forscher war dies ein Zeichen dafür, daß der Knochenabbau gestoppt werden konnte. Hormonstörungen und Vitaminmangel können zwar ebenfalls für Osteoporose mitverantwortlich sein, sie sind es aber sicher nicht in dem Maße, wie es oft dargestellt wird. Mit Sicherheit ist es nicht so häufig, daß es gerechtfertigt ist, so vielen Frauen als Vorbeugemaßnahme vorsichtshalber künstliche Hormone ab den Wechseljahren zu verordnen. Vor allem wenn es sich um Östrogen-Gestagen Kombinationspräparate handelt, steigt dadurch das Risiko einer Brustkrebserkrankung. Zu allem Überfluß kommt dann oft noch die Empfehlung viel Quark und Käse zu essen, wo doch der Magerquark zu den am stärksten säuernden Nahrungsmitteln zählt! Viel wichtiger ist es, die Ernährung auf basenreiche Lebensmittel umzustellen, für eine ausreichende Aufnahme von Vit. D und für viel Bewegung zu sorgen, denn Bewegung aktiviert den Knochenaufbau.

3.3 Was kann man dagegen tun

Mit der Auswahl unserer Nahrung tragen wir erheblich dazu bei, ob aus Gesundheit über Unwohlsein eines Tages Krankheit wird.

Basische Nahrungsmittel sind Kartoffeln (und zwar umso mehr, je kleiner sie sind, da dann die mineralstoffhaltige Randschicht im Verhältnis zum Stärkekern in der Mitte größer ist), Gemüse, vor allem Wurzelgemüse, frische Kräuter, Trockenobst, Feigen, reifes säurearmes Obst, Bananen, Gurken, Wassermelonen, Oliven, Avocados, weiches Eigelb, milde Kräutertees und Frucht- und Getreidekaffees, die mehr Früchte (Feigen und Zichorien) als Getreide enthalten.

Im neutralen Bereich finden sich überwiegend die Fette, besonders die Pflanzenöle, Butter und Sahne aus dem Supermarkt.

Säuernde Nahrungsmittel sind Fleisch (und -brühe), Wurst, Fisch, Früchtetee, stark kohlensäurehaltige Getränke, Eiklar und alle Getreide und zwar umso saurer je höher der Ausmahlungsgrad ist. D.h. das Weizenauszugsmehl ist wesentlich stärker säuernd als das Weizenvollkornmehl. Am wenigsten säuernd von den Getreidesorten sind Dinkel und Hafer. Aber auch der Reis gehört zum Getreide, und auch hier säuert der weiße mehr als der Vollwertreis. Bei den Milchprodukten ist es so, daß der Säuerungsgrad zunimmt, je stärker der Fettanteil abnimmt. Frische, unbehandelte Sahne und Bauernbutter und Vorzugsmilch sind leicht basisch, Vollmilch eher neutral. Joghurt und Sahnequark sind schon stärker säuernd, an der Spitze stehen Harzer Käse und Magerquark. Ebenfalls stark säuernd wirken weißer Zucker, Kaffee, alkoholische Getränke, Cola und Nikotin. Eine ausführlichere Tabelle finden Sie im Anhang.

Colagetränke sollten wirklich nur ab und zu getrunken werden. Sie enthalten zusätzlich zu dem hohen Zuckeranteil Phosphate, die besonders schädlich für die Knochen sind und damit das Osteoporoserisiko erhöhen.

Lassen Sie uns nun einmal betrachten, wie bei uns in Deutschland der Speisezettel bei vielen Familien aussieht. Zum Frühstück gibt es Brot und Brötchen mit Käse, Wurst oder Marmelade. Dazu steht der Kaffee auf dem Tisch - alles säuernde Lebensmittel.

Das 2. Frühstück gleicht in der Regel dem 1., oder es gibt Joghurt oder Süßigkeiten. Zum Mittagessen gibt es oft Fleisch evtl. sogar noch mit Nudeln oder Reis kombiniert, mal Konservenkost (diese ist ebenfalls sauer, weil die ganzen Mineralstoffe ins Wasser ausgelaugt und weggeschüttet werden, und die Vitamine durch die starke Erhitzung auf der Strecke bleiben), nur ab und zu lediglich Kartoffeln mit frischem Gemüse ohne Fleisch oder Fisch, dazu einen Pudding zum Nachtisch oder einen Obstsalat, der dann durch die Gärung ebenfalls säuernd wirkt - zu oft wieder nur saure Nahrung. Am Nachmittag kommen Kaffee und Kuchen auf den Tisch, und zum Abendessen wieder Brot mit Wurst oder Käse - beides säuernde Mahlzeiten. Da braucht man sich wirklich nicht zu wundern, daß immer mehr Zeitgenossen über Zipperlein oder ernsthafte Erkrankungen klagen. Selbst bei Kindern kommt es, Gott sei Dank noch selten, schon zu Osteoporose.

Das heißt natürlich nicht, daß wir einen Zettel an die Kühlschranktür kleben und nur noch nach Tabellen leben sollten. Aber wir sollten bei der Zusammenstellung der täglichen Nahrung auf einen basischen Ausgleich für all die säuernden Nahrungsmittel achten. Im Idealfall sollten die Basenspender 60 - 70% der Nahrung ausmachen.

3.4 Entsäuerung durch die Haut

Da die Haut zu den Ausscheidungsorganen gehört, geht auch an ihr die Säureflut nicht spurlos vorüber. Der sogenannte Säureschutzmantel der Haut ist in Wirklichkeit die Folge der Säureüberlastung des Körpers (*aus "Durch Entsäuerung zu seelischer und körperlicher Gesundheit" von Dr. med. dent. Beck. Er bezieht sich auf S. 77 auf den Arzt und Forscher Dr. Rumler.)*

Vielleicht schütteln Sie jetzt den Kopf. Als ich das zum ersten Mal gehört habe, konnte ich es auch kaum glauben. Wo uns doch alle Welt erzählt, wie wichtig dieser Schutz für unsere Hautgesundheit sei, und daß wir möglichst Kosmetika und Badezusätze mit dem pH - Wert 5,5 verwenden sollen. Eben diese Badezusätze haben mich davon überzeugt, daß an der Mär vom Säureschutzmantel wirklich etwas nicht stimmt. Viele Menschen reagieren nämlich mit Unverträglichkeit auf eben diese pH 5,5 - Produkte. Wo hingegen ein Laugenbad von vielen als sehr angenehm empfunden wird.

Auch Basensalbe ist oft in der Lage Juckreiz auf der Haut zu stillen. Wenn Sie nach einem anstrengenden Tag einmal ein Laugenbad probieren möchten, besorgen Sie sich in der Apotheke Kristallsoda *(Fa. Caelo Nr. 2435)* und pH-Teststreifen *(Neutralit von der Fa. Merck Nr. 1.09533).* Dosieren Sie das Kristallsoda sparsam: Je nach Wassermenge eßlöffelweise bis zum gewünschten pH-Wert. Je nach Übersäuerung des Körpers kann er bis zu 10 betragen. Dann laugt das Baden die Übersäuerung des Körpers durch die Haut nach außen ab.

Badedauer ½ Std. Als reines Wohlfühlbad sollte der pH-Wert aber nicht so hoch liegen. Je nach Statur, bei Schlanken nur knapp über 7 bis hin zu 8 - 8,5 bei kräftigeren Menschen. Die Rezeptur für eine Basensalbe, die bei Juckreiz, Sonnenbrand, entzündlichen Hauterkrankungen, schmerzhaften Gelenken und Nervenentzündung verwendet werden kann, finden Sie im Anhang.

3.5 Die Ernährung beeinflußt auch unser Verhalten

Raffinierter Zucker wirkt nicht nur säuernd, er ist auch ein Vitaminräuber. Da er gar keine Vitamine oder Mineralstoffe mehr enthält, muß der Körper die Vitamine aus anderen Nahrungsmitteln verwenden, um den Zucker verstoffwechseln zu können. Besonders die B-Vitamine sind davon betroffen. Da diese Gruppe auch als Nervenvitamine bezeichnet werden, braucht man sich nicht zu wundern, daß die Aggressivität auf den Schulhöfen immer stärker zunimmt. Die bei den Kindern oft so beliebten Cornflakes oder andere ähnliche Frühstücksflocken enthalten bis zu 50% (!) Zucker. Damit die Hersteller den Zucker auf der Zutatenliste nicht an die 1. Stelle setzen müssen, teilen sie ihn in verschiedene Zuckerarten auf (Glukosesirup, Malzextrakt, Traubenzucker etc.).

Leider hält sich auch immer noch das alte Vorurteil, daß Zucker Nervennahrung sei. Hierzu sei auf das 1. Kapitel verwiesen, wo ich den Mechanismus der Zuckersucht bei Candidapilzen erklärt habe. Selbst wenn der übermäßige Zuckerkonsum keine Pilze im Darm züchtet, so erschöpft er auf Dauer die Kapazität von Bauchspeicheldrüse, Nebenniere und Leber, die alle drei Einfluß auf den Blutzuckerspiegel haben. Der Körper kann dann nicht mehr adäquat auf die Zuckerzufuhr reagieren. Er schüttet zuviel Insulin aus. Das führt zu einem starken Absinken des Blutzuckerspiegels und damit zu einem Heißhunger auf Süßes. In einer solchen Unterzuckerungsphase fühlt man sich sehr schlecht, ist aggressiv, nervös, stimmungslabil, zittert und hat Schweißausbrüche. Eine Zuckergabe beendet diese miese Stimmung sofort, weil sie die Unterzuckerung erst einmal aufhebt. Und daher wurde früher verbreitet, daß Zukker gut für die Nerven sei. In Wahrheit schadet er jedoch den Nerven, weil er die für die Nerven wichtigen B-Vitamine verbraucht.

Auch Süßstoffe sind aus diesem Grund abzulehnen. Sie gaukeln der Zunge vor, daß etwas Süßes kommt. Wieder wird zuviel Insulin ausgeschüttet, denn es gelangt ja gar kein Zucker ins Blut. Mittlerweile findet sich überall in der Fachliteratur der Hinweis, daß die Light-Produkte zum Mehressen verführen. Besser ist es, die Zunge durch weniger Zuckeressen wieder empfindlicher für die Geschmacksempfindung süß zu machen. Beim Zuckersüchtigen muß sofort jeglicher Zuckerkonsum eingestellt, die B-Vitamine aufgefüllt und die gesamte Ernährung umgestellt werden, sonst droht möglicherweise eine Diabetes-Erkrankung.

Teil II

4. DER MENSCH IST, WAS ER IßT

4.1 Ein historischer Rückblick über die Ernährung

Es gibt viele Bücher mit ähnlichem Titel auf dem Markt. Schon vor über 2000 Jahren sagte Hippokrates: "Die Nahrung sei Deine Medizin." Auch die Orthomolekulare Medizin, die Therapie mit Nährstoffen, hat dazu beigetragen, daß wir heute immer deutlicher den Wert unserer Nahrung erkennen. Daher werden sehr viele Nahrungsmittel, die die Lebensmittelindustrie herstellt, künstlich mit Nährstoffen angereichert. Die Verbraucher wissen um den Wert der Vitamine und Mineralien, und diese Zusätze steigern die Verkaufszahlen. Der Verbraucher bekommt dadurch nämlich suggeriert, etwas ganz besonders Gesundes zu essen.

Leider ist dies aber gar nicht immer der Fall. Nahrungsmittel aus der Retorte enthalten oft so viele Zusätze, daß die paar zugesetzten Vitamine oft nicht einmal ausreichen, um die Verstoffwechselung dieser Nahrung zu gewährleisten. Die ursprünglich in der Nahrung enthaltenen Vitalstoffe bleiben bei der Verarbeitung durch die Industrie oft auf der Strecke. Danach werden dann wieder ein paar Vitamine und Mineralstoffe zugeführt.

Die sogenannten sekundären Pflanzenstoffe (z.B. Bioflavonoide, Squalen, natürliche Duft- und Farbstoffe) waren vor einiger Zeit noch gar nicht bekannt und finden nun immer mehr Beachtung, weil sie die unterschiedlichsten Wirkungen auf den Organismus besitzen. Die Bioflavonoide (z.B. im Rotwein) und Squalen (reichlich in Oliven und Olivenöl) schützen unsere Gefäße vor Verkalkung, das Beta-Carotin ist ein natürliches "Rostschutzmittel" (Antioxidans) und reduziert den Angriff der sog. Freien Radikalen. Das sind recht aggressive Teilchen, die beim Stoffwechsel in den Zellen entstehen können, aber auch durch Schadstoffe, übermäßiges Sonnenbaden und Röntgen etc. Sie greifen körpereigene Strukturen an und werden normalerweise in einem gesunden Körper wieder unschädlich gemacht. Dazu ist er aber auf die Zufuhr ausreichender, qualitativ hochwertiger Nahrung angewiesen, die die Antioxidantien Beta-Carotin, Vit. A, C, E und Selen enthalten.

Interessant sind in diesem Zusammenhang die Versuche von Potenger und Simonsen. Sie haben Katzen über acht Generationen hinweg mit unterschiedlicher Nahrung gefüttert. Bei roher Nahrung (Fleisch und Milch) blieben die Katzen gesund. Bei gekochter Nahrung (pasteurisierte Milch als Hauptnahrung) traten von Generation zu Generation stärkere Fortpflanzungsprobleme und Knochenveränderungen zuerst am Gebiß und dann auch an anderen Knochen auf. Bei denaturierter Nahrung (Kondensmilch etc.) starben die Tiere in der dritten Generation nach ca. 6 Monaten.
("Deine Ernährung ist dein Schicksal", E. Brecht)

Auch die Vegetation auf den Böden, auf denen die 3 Gruppen gehalten wurden, sah sehr unterschiedlich aus. Während bei der 1. Gruppe noch üppiger Pflanzenwuchs möglich war, verkümmerten die Pflanzen auf dem Boden der 3. Gruppe.

Prof. Kollath, ein berühmter Ernährungsforscher, meinte zu diesem Bericht, daß solche Versuche beim Menschen ca. 300 Jahre dauern würden. Bisher seien wir in der 2. Generation mit "Wissenschaftskost".

Er unterscheidet zwischen Lebensmitteln und Nahrungsmitteln. Erstere sind solche, die uns noch mit allem Nötigen versorgen, während die zweiten je nach Verarbeitungsstufe eigentlich nur noch den Magen füllen.

Als Forscher die Eskimos entdeckten, gab es dort noch keine Karies und auch keine zu kleinen Kiefer, wie sie heute leider immer häufiger werden und zur Extraktion von Weisheitszähnen zwingen. Mit der Zivilisation und der Übernahme unserer Kost durch die Eskimos dauerte es nur eine Generation, bis auch dort Gebißerkrankungen auftraten. (s. o.)

Wir sollten also zunächst einmal unsere Ernährung auf gesunde Vollkost umstellen, bevor wir zu irgendwelchen Zusatzstoffen greifen, die niemals einen Ersatz für natürliche Ernährung darstellen können. Wer nur von Instantnahrung und Konserven, Weißmehl, Süßigkeiten und Fast Food lebt, kann auch mit noch so vielen Nahrungsergänzungen den unweigerlich auftretenden Mangel nicht ausgleichen. Machen Sie sich doch bitte einmal die Mühe und lesen Sie im Geschäft auf einer Instandpudding- oder -suppenpackung die Zutaten durch. Das hat mit *Leben*smittel nichts mehr zu tun. Dr. Lothar Burgerstein, ein Pionier für orthomolekulare Therapie im deutschsprachigen Raum, schrieb in seinem letzten Buch (im Alter von 93 Jahren!), daß jeder im Laufe eines Jahres im Durchschnitt 2 - 3 kg (!) an Zusatzstoffen (Farbstoffe, Konservierungsmittel, Emulgatoren, Verdickungsmittel, Säuerungsmittel, Stabilisatoren) mit der Nahrung aufnimmt. Diese erhöhen noch den Vitalstoffbedarf des Körpers, denn sie müssen vom Organismus verstoffwechselt und beseitigt werden. Leider enthalten die Nahrungsmittel, die reich an Zusatzstoffen sind, oft überhaupt keine Vitalstoffe, so daß der Körper gezwungen wird, auf Depots zurückzugreifen. Doch von wasserlöslichen Vitaminen gibt es keine großen Depots im Körper. Was im Moment nicht benötigt wird, wird gleich wieder ausgeschieden.

Da brauchen wir uns nicht wundern, wenn trotz überreichlichem Nahrungsangebot Mangelerscheinungen auftreten.

Dr. Burgerstein bezeichnete die Amerikaner als das qualitativ am schlechtesten ernährte Volk. Vielleicht erklärt das, warum die orthomolekulare Medizin in den USA entstand und am weitesten verbreitet ist. Dort kann man Vitamine im Drugstore schon pfundweise kaufen, die es bei uns nur in Grammpackungen gibt.

Doch ohne Umstellung der Ernährung wird es auch dadurch keine Gesundheit geben. Wer weiß denn heute schon, welche neuen Inhaltsstoffe in den nächsten Jahrzehnten in der natürlichen Nahrung entdeckt werden, die uns einfach fehlen, wenn wir nur prozessierte Nahrung und künstliche Nahrungsergänzung aufnehmen.

Nur zusätzlich zur Vollkost macht Nahrungsergänzung Sinn, denn wenn ein gravierender Mangel vorliegt, ist es nur schwer möglich, diesen nur durch Nahrung auszugleichen. Wie diese Nahrungsergänzung geschehen sollte, lesen sie im letzten Kapitel. Doch zunächst noch ein paar Anmerkungen zum Einkauf und zur Zubereitung von Lebensmitteln.

4.2 Was beeinflußt die Zusammensetzung der Nahrung

Schon durch Einkauf, Lagerung und Verarbeitung der Lebensmittel können wir entscheidend auf unsere Gesundheit einwirken. Der Hausfrau, bzw. dem Hausmann kommt somit eine große Verantwortung für die Gesundheit der ganzen Familie zu.

4.2.1 Mangelnde Qualität durch schlechte Umweltbedingungen

Die Lebensmittel, die aus konventionellem Anbau stammen, sind auf verkümmerten Böden gewachsen. Seit Erfindung des Kunstdüngers verarmen die Böden mehr und mehr. Mittlerweile sind die Kunstdünger zwar stark verbessert worden, und enthalten heute außer Stickstoff, Kalium und Phosphaten auch viele Spurenelemente. Trotzdem liegen die Nährstoffe als wasserlösliche Salze vor, die die Pflanzen regelrecht mästen (vergleichbar mit der Tiermast). Der osmotische Druck verändert sich, dadurch gelangt mehr Wasser in die Pflanzen und schwemmt sie regelrecht auf. Auch die Zusammensetzung der Mineralstoffe in den Pflanzen verändert sich, diese werden sehr stickstoffreich zu Lasten anderer Stoffe. Die Wurzeln verkümmern in diesem "Schlaraffenland", und die Widerstandskraft gegen Parasiten und Pilze läßt nach. Das wiederum zieht einen erhöhten Bedarf an Spritzmitteln nach sich. Weintrauben, z.B. werden bis zur Ernte z. T. bis zu 25 (!) mal gespritzt. Diese aufgeschwemmten Pflanzen enthalten auch viel weniger Aroma und Würze, die als sekundäre Pflanzenstoffe wichtige Funktionen im menschlichen Organismus haben.

Im Boden leben normalerweise unzählige kleine Lebewesen, die Humus erzeugen. Sie sind für die Qualität des Bodens und damit der Pflanzen genauso wichtig sind, wie die Darmflora für uns Menschen. Dieses Bodenleben verkümmert unter Kunstdüngergabe. Durch das schnelle Wachstum der Pflanzen wird mehr Humus verbraucht, welcher normalerweise durch die Kleinstlebewesen gebildet wird. Der Kunstdünger allein kann keinen neuen Humus bilden, und deshalb verarmen die Böden. Daher wird immer mehr Kunstdünger benötigt, um den Pflanzen noch ein Wachstum zu ermöglichen. Während zu Beginn der Kunstdüngerzeit eine kleine Menge eine hohe Ertragssteigerung bewirkte, benötigt man heute wesentlich größere Mengen, um die Quantität der Ernte zu halten. Auf Dauer wird es so nicht weitergehen können, und immer mehr Landwirte stellen daher auf biologisch-ökologischen Anbau um. Hierbei werden organische Dünger eingesetzt, die mit dem Bodenleben zusammenarbeiten. Sie fördern es und bringen kräftige Pflanzen hervor, die viel mehr Widerstandskraft gegen Krankheiten besitzen und nicht mehr so häufig gespritzt werden müssen (und auch nicht mit der chemischen Keule gespritzt werden dürfen).

In den Alpen kann man die Auswirkungen eines kargen aber gesunden Bodens sehen. Die Heilpflanzen, die dort in Höhenlagen wachsen, sind zwar kleiner im Wuchs. Die Farben und Duftstoffe sind dort aber viel intensiver als in Tallagen. Das zeigt an, daß die Kräuter mehr Inhaltsstoffe haben. So ähnlich verhält es sich auch mit dem Unterschied von konventionellem und biologischem Anbau. Und da immer noch wieder neue Inhaltsstoffe in Pflanzen entdeckt werden, kann eine Ernährung, die hauptsächlich aus minderwertiger Nahrung besteht, nicht mit wer weiß wie vielen Nahrungsergänzungen ausgeglichen werden. Es wird immer ein Mangel an Vitalstoffen bestehen bleiben, die wir heute noch nicht kennen und daher auch noch nicht zuführen können.

Leider trägt auch der saure Regen zu einer Qualitätsminderung des Gemüses bei. Er erschwert z.B. den Pflanzen die Aufnahme von Selen aus dem Boden. Auch bei den Tieren, die ja dieses Gras von versäuernden Böden fressen, stellt man immer häufiger Selenmangel fest. Wie mir eine Tierärztin erzählte, mußte sie schon einmal ein Pferd einschläfern, welches aus gravierendem Selenmangel schwerste Folgeschäden an der Muskulatur erlitten hatte. Auch das Fleisch von Kühen, die dieses Gras fressen mußten, kann nicht mehr hochwertig sein.

Der Einkauf von biologisch erzeugten Lebensmitteln ist nicht unbedingt viel teurer, als der im Supermarkt. Zumal wenn man den Preis für Nahrungsergänzungsmittel mitrechnet. Am günstigsten kauft man direkt beim Erzeuger. Aber auch im Naturkostladen oder im Reformhaus gibt es immer Sonderangebote und preiswertes Gemüse der Saison. Da wir alle ja im Allgemeinen auch zuviel essen, ist es ohnehin besser, weniger aber dafür hochwertiger zu essen.

4.2.2 Der Zeitpunkt der Ernte ist entscheidend für die Qualität

Wer im Garten selbst Früchte ernten kann, sollte dies stets am frühen Morgen tun, bevor die Sonne hoch am Himmel steht. Über Nacht bilden die Pflanzen die Vitamine, die sie dann am nächsten Tag z.T. selbst wieder verbrauchen. So enthalten die Erdbeeren, die erst nachmittags gepflückt werden, nur noch einen Bruchteil des Vitamin-Cs, welches sie am frühen Morgen noch hatten. Auch sollte das Gemüse und Obst erst dann gepflückt werden, wenn es richtig reif ist. Denn erst mit dem Reifen der Früchte, werden auch die Vitamine in den Pflanzen gespeichert.

Die Früchte aus dem Supermarkt müssen einen längeren Transportweg und eine gewisse Lagerung bis zum Verkauf hinter sich bringen. Deshalb werden sie schon im unreifen Zustand gepflückt. Das kostet in Verbindung mit den immer ausgelaugteren Böden jede Menge Vitamine.

Während 1985 100g Äpfel noch 5 mg Vit. C enthielt, waren es 1996 nur noch 1 mg.

In 100 g Banane fand man 1985 noch 330 mcg Vit B6, 1996 nur noch 22 mcg!

Der Fenchel enthielt 1994 noch 4,7 mg je 100 g an ß-Carotin, in 1996 nur noch 1 mg je 100g.

(Quelle: Schwarzwald-Sanatorium Obertal/Warenkorbvergleich).

Mit Sicherheit gibt es auch noch Obst mit größerem Vitamingehalt – er schwankt zum Beispiel auch je nach Apfelsorte, dennoch ist die Entwicklung bedenklich.

Im Geschäft sollte man nur Obst und Gemüse im knackig frischen Zustand kaufen. Jedes Weichwerden durch Welken bedeutet einen zusätzlichen Verlust der wasserlöslichen Vitamine. Grundsätzlich sollte auch dem Gemüse und Obst der Jahreszeit der Vorzug gegeben werden, weil sie die optimaleren Wachstumsbedingungen haben und oft kürzere Transportwege. Das entlastet auch die Umwelt.

4.2.3 Bessere Qualität durch richtige Vorratshaltung und Verarbeitung

Für die Aufbewahrung zu Hause lohnt sich die Anschaffung von luftdicht verschließbaren Behältern (z.B. sog. Tupperware® für Kühlschrank und Gefriertruhe. Da die Gemüseschale des Kühlschranks durch die Glasplatte nicht dicht abgeschlossen wird, verliert das Gemüse mit jeder Stunde an wasserlöslichen Vitaminen. Kalte Luft trocknet die Gemüse aus. Sicher haben auch Sie schon einmal eine Möhre oder Salatgurke nach ein paar Tagen aus dem Kühlschrank genommen, die weich wie Gummi geworden waren. Dichte Behälter verhindern das Austrocknen, und der Vitaminverlust durch die Lagerung ist nicht so groß.

Wenn kein frisches Gemüse zur Verfügung steht, ist Tiefkühlgemüse eine sinnvolle Alternative. Dieses wird sofort nach der Ernte tiefgefroren und verliert dadurch weniger als durch wochenlange Lagerung im Kühlraum oder gar durch die Verarbeitung zu Konserven, die praktisch nur noch als Magenfüllstoff aber nicht mehr als Lebensmittel bezeichnet werden können. Wer selbst sein Gemüse eingefrieren will, sollte folgendes beachten: Als Faustregel gilt, daß alles was länger als 4 Wochen im Kälteschlaf zubringen wird, vorher kurz blanchiert werden muß. Sonst würden die im rohen Gemüse enthaltenen Enzyme Abbauvorgänge in Gang setzen und einen höheren Vitalstoffverlust bedingen, als es durch das Blanchieren der Fall ist. Hierzu wird Wasser in einem großen Topf zum Kochen gebracht und nur soviel Gemüse dazu gegeben, daß das Wasser nach spätestens 1 Minute wieder sprudelnd kocht. Nach 2 - 3 Minuten wird das Gemüse aus dem Topf genommen und sofort in Eiswasser heruntergekühlt.

Danach wandert es zunächst in den Kühlschrank, und wenn es dann richtig kalt ist, in die Gefriertruhe. Größere Mengen werden erst nach und nach in die Truhe gegeben, und es muß rechtzeitig die Vorfrostertaste eingeschaltet werden, bzw. die Temperatur um ein paar Grade gesenkt werden, damit der Gefriervorgang als solcher schnell vonstatten geht. Bei Lebensmitteln, die ganz langsam durchfrieren, entstehen große Eiskristalle. Diese zerstoßen die Zellwände und führen zum Auslaufen von Flüssigkeit und damit zum Qualitätsverlust.

Um Vitaminverluste durch das Auftauen zu vermeiden, darf Tiefkühlgemüse nicht erst aufgetaut werden, sondern es wird direkt erhitzt. Der Gefriervorgang ersetzt übrigens auch 1/3 der Garzeit. Bitte beachten Sie das bei der Zubereitung. Weißkrautsalat kann probeweise auch einmal kurz eingefroren werden, wenn er sonst roh nicht so gut vertragen wird. Das kurze Durchfrieren wirkt wie einmal kurz ankochen.

Bei der Zubereitung sollte das Gemüse immer erst dem kochenden Wasser zugegeben werden. Es laugt dann weniger aus. Das Kochwasser sollte so knapp wie möglich bemessen sein, und danach kann es dann auch noch für Suppen und Soßen verwendet werden. Beim Reiseinkauf machen Sie am besten einen großen Bogen um Kochbeutel. Diese sind oft nicht nur teurer als loser Reis; mit dem Kochwasser werden ebenfalls Vitalstoffe durch den Ausguß geschüttet. Ein Vollreis (oder Naturreis) enthält nämlich viele wertvolle Inhaltsstoffe, die beim Kochen in das Wasser übergehen. Reis, im Verhältnis 1 Tasse auf 2 Tassen Wasser gekocht, nimmt das Kochwasser durch Aufquellen vollständig auf, und es geht nichts verloren. Daß wir nicht in der Lage sind, Reis zu kochen, will uns nur die Werbung weismachen. Wir sollen die teureren Kochbeutel kaufen. Natürlich darf die Temperatur nach der Ankochphase nicht zu hoch sein, und er darf auch nicht mehr umgerührt werden. Dann brennt er auch nicht an.

Langes Warmhalten schadet den Vitalstoffen. Wenn ein Familienmitglied erst später essen kann, übersteht das Essen die Zwischenzeit am besten luftdicht im Kühlschrank. Wenn der Kochvorgang erst kurze Zeit zurückliegt, braucht es zum Erwärmen nicht wieder gekocht zu werden. Besser ist es, es nur so weit zu erwärmen, daß es gerade heiß genug zum Essen ist. Auch das schont die Vitamine.

Ich werde immer wieder gefragt, ob ich das Obst schäle oder nur abwasche. Bei Bio-Obst erübrigt sich diese Frage, denn hier reicht das Waschen sicher aus. Bei konventionell angebautem Obst muß eigentlich jeder für sich selbst entscheiden. Direkt unter der Schale befinden sich die meisten Vitalstoffe und gehen beim Schälen verloren. Einerseits ist die Schale zum Teil stark mit Spritzmitteln belastet. Andererseits werden im konventionellen Anbau überwiegend systemische Gifte eingesetzt, die nicht nur auf der Schale sondern in der ganzen Frucht sitzen.

Um diese Gifte zu verstoffwechseln ist der Körper besonders auf eine erhöhte Vitaminzufuhr angewiesen, die durch das Schälen sicherlich vermindert wird. Einige Menschen können bestimmte Obstsorten auch nur geschält vertragen. Deshalb muß jeder für sich entscheiden, wie er es handhaben möchte. Beim Gemüse ist es aber besser, statt zum Messer öfter mal zur Wurzelbürste zu greifen und das Gemüse unter fließendem Wasser einfach abzubürsten.

Gemüse sollte nach Möglichkeit vor dem Zerschneiden gewaschen werden. An allen Schnittstellen blutet es zusätzlich aus. Beim Salatwaschen kann man das sehr schön sehen. Werden geschnittene Blätter ins Wasser getaucht, färbt sich das Wasser schnell grün. Taucht man aber eine ganzes Blatt, verfärbt sich das Wasser nicht. Obst und Gemüse sollten auch nicht länger im Waschwasser liegen als unbedingt notwendig ist. So ist es besser, jedes Salatblatt einzeln im Wasser zu waschen und es danach sofort wieder herauszunehmen, als erst alle Blätter abzuzupfen und im Wasser zu sammeln, bis dann alle zusammen gewaschen werden.

Beeren gibt man zum Waschen am besten in ein Sieb, welches dann mehrfach ins Wasser getaucht und wieder hochgezogen wird. Dadurch entsteht abwechselnd Druck und Sog, und das wäscht die Beeren viel gründlicher, als wenn sie stundenlang im Wasser liegen, während eine Beere nach der anderen herausgenommen wird. Das Ergebnis sind dann nämlich ausgelaugte Erdbeeren und ganz rotes Waschwasser.

Kartoffeln, als Pellkartoffeln gekocht, enthalten viel mehr Vitalstoffe als Salzkartoffeln. Relativ unbekannt ist, daß die Kartoffeln um so wertvoller sind, je kleiner sie sind. Dann haben sie nämlich eine größere Randschicht, die ja die Vitalstoffe enthält, relativ zur stärkehaltigen Mitte. Gerade bei Kartoffeln lohnt sich der Einkauf von biologischer Ware. Sie sollten möglichst häufig gegessen werden und sind aus biologischem Anbau ein wertvoller Lieferant für Vitamine und Mineralstoffe. Leider ist dieser Reichtum bei konventionellem Anbau nicht mehr gewährleistet. David Leaf, ein amerikanischer Arzt berichtete im Mai 97 in München anläßlich eines internationalen AK Treffens (s. u.), daß es bereits Kartoffeln gibt, die fast keine Mineralstoffe mehr enthalten, weil sie sich dann besser zu Pommes frites u.ä. verarbeiten lassen. Auch die Karotten, normalerweise wie alle Wurzelgemüse ein ausgezeichneter Mineralstofflieferant, enthalten z.T. nur noch so wenig davon, daß David Leaf auch dieses Gemüse unter säuernden Nahrungsmittel einordnete.

Vielleicht zeigen diese beiden Beispiele, daß es sich für die Gesundheit lohnt, beim Einkauf etwas mehr Geld zu investieren und dadurch wirklich hochwertigere Lebensmittel zu erhalten. Bei Kartoffeln macht das pro Jahr für eine vierköpfige Familie ca. 80,— bis 100,— DM mehr aus - das ist so viel wie einmal Essen gehen.

4.3 Tips für den Einkauf

Da die verschiedenen Gemüsesorten auch unterschiedliche Vitalstoffe enthalten, ist es von Vorteil, bei der Zusammenstellung des Speiseplanes an eine Ampel zu denken: Etwas Rotes, etwas Gelbes und etwas Grünes.

Ein wichtiger Lieferant an Vitaminen und Mineralstoffen stellt das Vollgetreide dar. Eigentlich müßte auf jeder Packung Weizen-Auszugsmehl (Typ 405) stehen:

Achtung, dieses Produkt gefährdet Ihre Gesundheit!

Von den vielen ursprünglich enthaltenen wertvollen Inhaltsstoffen des Getreidekorns ist fast nur noch die Stärke übrig geblieben. Beim Vermahlen werden die wertvollen Randschichten und auch der Vit. E-haltige Weizenkeim ausgesiebt und entfernt.

Mit frisch gemahlenem Getreide nehmen Sie Pantothensäure, Eisen, Kalium, Mangan, Magnesium, Zink, Kupfer, Molybdän, Kobalt, Chrom und Vit. E zu sich. Zink ist ein natürlicher Antagonist zu Cadmium.

Im Getreide wird nicht selten ein relativ hoher Cadmiumwert gemessen, und die Natur liefert im Vollgetreide den "Schadstoffbekämpfer" gleich mit. Wer überwiegend Auszugsmehl ißt, vergrößert die Gefahr, in einen Zinkmangel hineinzurutschen. Denn wenn es aus dem Getreide entfernt worden ist, muß der Körper auf Depots ausweichen. Zinkmangel kann u.a. zu Allergien und Hautproblemen führen. Auch für Diabetiker sind Zink und Chrom sehr wichtig, ganz abgesehen davon, daß das Vollgetreide langsamer aufgeschlossen wird und so für einen gleichmäßigeren Blutzuckerspiegel sorgt.

Wer sich nun mit Vollgetreide gar nicht anfreunden kann, sollte in der Küche zumindest das dunkle Weizenmehl Typ 1050 verwenden, welches sich zum Kochen und Backen ebenso verwenden läßt wie das Auszugsmehl, aber ca. 85% der Vitalstoffe des Vollkornmehls enthält. Der bessere Weizen ist der Dinkel, eine Art Urweizen, der sich nicht so leicht wie der einfache Weizen auf Hochleistung züchten läßt. Von vielen, die keinen "Hochleistungs"-Weizen vertragen können, kann Dinkel als Grundnahrungsmittel noch gegessen werden.

Was für den Weizen gilt, trifft natürlich auch für das Roggenmehl zu. Viele Patienten sagen, sie würden statt weißer Brötchen Roggenbrot- und -brötchen essen. Obwohl das Roggenmehl dunkler ist, enthält natürlich auch das Roggen-Auszugsmehl nicht mehr Vitalstoffe als das Weizen-Auszugsmehl. Daher sollte man auch bei Roggenprodukten darauf achten, Roggenvollkorn bzw. mindestens Typ 1150 zu kaufen. Weizenmehl Typ 405, welches minimal mit Weizenkeimen angereichert ist, ist praktisch ebenso wertlos wie das normale Auszugsmehl.

Da einige Verbraucher nur auf die Farbe des Brotes nicht aber auf die Inhaltsstoffe achten, färben manche Bäcker das Brot mit Malz oder Zuckercouleur. Fragen Sie deshalb im Zweifelsfall immer nach den Zutaten. In einigen Bäckereien hängen Listen mit den Mehlsorten, die für die einzelnen Brotarten verwendet werden.

NAHRUNGSERGÄNZUNG

5.1 Allgemeine Aufgaben der Nahrungsergänzungen

Zunächst ein paar grundsätzliche Überlegungen zur Nahrungsergänzung, die eigentlich sehr kompliziert ist, wenn man es richtig machen will.

Selbst bei ganz gesunder Ernährung kann es durch Kummer, Streß, Überarbeitung, sehr großer Sonnenbestrahlung, starkem körperlichem Training oder auch durch Erkrankungen des Darmes, des Immunsystems oder des Stoffwechsels oder bei chronischen Schmerzzuständen zu einem Mangel an verschiedenen Vitaminen oder Mineralstoffen kommen. Spurenelemente sind übrigens Mineralstoffe, die der Körper lediglich in winzigen Mengen, in Spuren eben, benötigt.

Ein Beispiel für die Behandlung mit Nährstofftherapie: chronische Gelenkschmerzen können mit bestimmten Fettsäuren, Magnesium, Vit. E, B 3, B 6 und Zink und begleitenden diätetischen Maßnahmen günstig beeinflußt werden, da der sog. Prostaglandinstoffwechsel, der sowohl entzündungshemmende wie entzündungsfördernde Anteile besitzt, in Richtung der Entzündungshemmung verschoben wird. Aber hierbei muß das rechte Maß beachtet werden.

Zu große Mengen an Vit. E (ab 800 - 1000 I.E.) blokkieren genau wie Aspirin oder andere sog. Nicht-Steroidale Anti-Rheumatika (NSAR) den gesamten Prostaglandinstoffwechsel. Die Prostaglandine sind jedoch nicht überflüssig sondern übernehmen ganz bestimmte Funktionen, wie zum Beispiel der Schutz der Magenschleimhaut u.a. mehr.

Bei den Vitalstoffen ist zu beachten, daß es Wechselwirkungen und Antagonismen zwischen den einzelnen Stoffen gibt. Wer z.B. Calcium einnimmt, in Wirklichkeit aber einen Magnesiummangel hat, wird diesen durch die Calciumzufuhr noch verstärken. Auch Zink und Kupfer, Eisen und Kupfer und zum Teil die verschiedenen B-Vitamine untereinander, Vit. A und Vit. B3 wirken als Gegenspieler. Eine Zufuhr von Multivitaminpräparaten ist daher gar nicht immer sinnvoll.

Für viele Vitalstoffe gibt es auch besonders günstige Einnahmezeiten, zu denen sie vom Körper am besten aufgenommen werden, z.B. Magnesium und Zink am Abend. Auch muß beachtet werden, daß die Aufnahme mancher Stoffe durch bestimmte Lebensmittel behindert wird, während andere sie unterstützen. So wird die Eisenaufnahme durch Kaffee behindert. Die Magnesiumtablette sollte nicht mit Milch heruntergespült werden. Bei der Aufnahme von Calcium sind Säuren hilfreich, z.B. ein bißchen Orangensaft, während Kaffee oder Schwarzer Tee die Ausscheidung von Calcium über die Nieren stimulieren (1 Tasse Kaffee = ca. 6 mg Calcium-Verlust). Deshalb wird Calcium als Citrat auch in der Regel am besten resorbiert. Grundsätzlich kann man sagen, daß Vitamintabletten, die fettlösliche Vitamine enthalten, während der Mahlzeit genommen werden sollten, die mit wasserlöslichen Vitaminen vor einer Mahlzeit.

Die Art der Vitalstoff-Zubereitungsform hat ebenfalls Einfluß darauf, wie es aufgenommen aber auch vertragen wird. So sollte der Therapeut sich nach Möglichkeit immer versichern, daß die eine oder andere Zubereitungsform für diesen Patienten wahrscheinlich die bessere ist. Hierfür gibt es keine Patentrezepte, da jeder seinen individuellen Körper besitzt und jeder etwas anders reagieren kann. Es kommt vor, daß der Patient einen Wirkstoff dringend benötigt, er die Hilfsstoffe (s.u.) der Tablette aber nicht vertragen und deshalb den Wirkstoff nicht nutzen kann.

5.2 Wie wird ein Mangel festgestellt

Als ideale Möglichkeit zur Verträglichkeits-Austestung und auch, ob überhaupt ein Mangel vorliegt, ist meiner Meinung nach die Applied Kinesiology (AK). Diese wurde von George Goodheart seit 1964 in den USA entwickelt und stellt ein bioenergetisches Testverfahren dar. Hierbei dient der Muskeltest als "Mess-Instrument". Der Patient wird aufgefordert, einen von über 60 verschiedenen Testmuskeln in eine für diesen Muskel optimale Position zu bringen und ihn dann so fest es nur möglich ist, gegen den Widerstand des Therapeuten anzuspannen. Der Therapeut wartet, bis der Patient die maximale Anspannung erreicht hat und gibt dann etwas mehr Gegendruck. Ein normal testender Muskel kann diesem zusätzlichen Druck standhalten, ein zu schwacher Muskel nicht. Andererseits wird sich der normale Muskel aber durch geeignete Maßnahmen, wie z.B. Druck auf zugeordnete Akupunkturpunkte schwächen lassen. Läßt ein Testmuskel dies nicht zu, steht er sozusagen unter Streß. Wenn nun bestimmte Vitamine oder Mineralstoffe die Schwäche oder den Streß eines oder mehrerer Muskel aufheben können, liegt die Vermutung nahe, daß diese Stoffe dem Körper hilfreich sein werden. Andererseits kann der Muskel aber auch mit Schwäche oder Streß auf Vitalstoffe reagieren. Diese sollten dann auf keinen Fall eingenommen werden! Zum Testen werden nur Reinsubstanzen verwendet, denn Schwäche oder Streß des Muskels können auch durch Hilfsmittel in Medikamenten oder Nahrungsergänzungen auftreten!

Auch Blutuntersuchungen sind geeignet, um Mängel nachzuweisen. Allerdings muß man beachten, daß die Untersuchung der Blutflüssigkeit (Serum) nicht bei allen Mineralstoffen ausreicht. Da z.B. Magnesium nur in geringem Teil im Serum gelöst ist und der weitaus größere, nämlich 70 %, sich u.a. in den Blutzellen befindet, ist hierbei eine Vollblutanalyse angezeigt, wenn man sich einen Überblick über die vorhandene Menge verschaffen will. Bis im Serum ein Mangel nachzuweisen ist, sind die Speicher bereits ziemlich leer, da der Körper immer versucht, einen gewissen Spiegel aufrechtzuerhalten. Die Vollblutanalyse zeigt einen Mangel viel früher an. Aber auch einen vermehrten Bedarf. Wenn der Wert von Kupfer über normal liegt, kann es sein, daß der Körper auf Grund einer Entzündung zur Zeit viel mehr Kupfer benötigt, welches eine entzündungshemmende Wirkung hat. Es gibt aber auch eine

Belastung mit zu viel Kupfer, die wiederum durch die Wechselwirkung mit Zink zu einem relativen Zinkmangel führen kann. Hier stellt die AK eine elegante Methode dar, zu unterscheiden, ob ein Mehrbedarf oder ein Zuviel an Kupfer vorliegt und ob zusätzlich auch noch Zink benötigt wird.

Vielleicht zeigt dieses Beispiel schon an, daß es gar nicht so einfach ist, als Laie die richtigen Nahrungsergänzungen für sich herauszufinden, und das es auch nicht risikolos ist, einfach irgendetwas zu schlucken.

5.3 Hilfsstoffe in Nahrungsergänzungen

Ein großes Problem der Nahrungsmittelergänzung stellen die Hilfsstoffe dar, die zusätzlich mit den Vitalstoffen eingenommen werden. Genau wie in der Nahrungsmittelindustrie werden den Vitamin- und Mineralstofftabletten alle möglichen Zusatzstoffe beigefügt. Die Vitamin-Brausetablette soll wie gesunder Fruchtsaft aussehen und nach Zitrone oder Orange schmecken. Sie soll süß sein, aber gleichzeitig etwas Säure enthalten. Tabletten enthalten oft auch Talkum, damit sie nicht in der Tablettiermaschine kleben bleiben. Meinen Sie wirklich, daß Ihrem Körper Talkum, Säuerungsmittel, Trennmittel, künstliche Farb- und Aromastoffe fehlen, wenn Sie zur Vitaminpille greifen?

Die Verstoffwechselung und Ausscheidung dieser Hilfsstoffe benötigt wiederum Vitalstoffe, so daß von den zugeführten Vitalstoffen gar nicht die Menge für den Körper übrig bleibt, die auf der Packung steht. Vielleicht führt es bei großer Einnahmemenge sogar zu einem Mangel an anderen Stoffen. Deshalb sollte man auch nicht vorsichtshalber irgendetwas schlucken, von dem man glaubt, daß man es vielleicht brauchen könnte. Selbst bei Reinsubstanzen bedeutet es zusätzliche Arbeit für den Körper, einen Überfluß wieder loszuwerden. Und die fettlöslichen Vitamine können sich im Körper anreichern und zu Vergiftungserscheinungen führen. Dieses sind die Vitamine A, D, E und K (Merkwort: Edeka).

Leider gibt es in Deutschland meines Wissens nach Vitamine und Mineralstoffe als Reinsubstanzen nur in Ampullenform, bzw. nur ganz wenige Vitamine und Mineralstoffe in Kapseln ohne Zusätze. Daher empfehle ich meinen Patienten, die an Vitalstoffmangel leiden, die Präparate von zwei amerikanischen Firmen, die die Vitalstoffe als Reinsubstanzen in Kapseln verpacken. Diese sind garantiert frei von Konservierungsmitteln und auch von Magnesiumstearat, welches nach Informationen der Firma Pure Encapsulations (PE) gerne aus Rinderabfällen hergestellt wird, oder anderen Hilfsstoffen . Die Bezugsadressen auch für Infomaterial finden Sie im Anhang.

Nun kommen wir zu den wichtigsten Vitalstoffen im Einzelnen.

5.4 Vitamine

Vitamin A (Retinol) und ß-Carotin

Dieses Vitamin ist wichtig für die Augen (bei Mangel führt es zu trockenen Augen oder/und Nachtblindheit), für die Leber, für Haut und Schleimhäute und das Immunsystem (Mangel kann Pilzbefall der Schleimhäute begünstigen). Es gehört in die Gruppe der Antioxidantien. Das sind Stoffe, die den Angriff von aggressiven Sauerstoffteilchen, sog. Freie Radikale, reduzieren. Wer oft starken Lichtquellen ausgesetzt ist, z.B. beim Mikroskopieren oder bei längerem Aufenthalt in grellem Sonnenlicht, bekommt eher einen Mangel, da jeder Lichtstrahl, der auf die Augen trifft, Vit. A verbraucht. Bei starkem Mangel tritt Nachtblindheit auf. Ein erhöhter Bedarf besteht bei eiweißreicher Kost und bei Jodzufuhr. Es soll das Brustkrebsrisiko senken und wird auch bei anderen Krebsarten allerdings in sehr hohen Dosierungen eingesetzt. Während Vit. A die Leber-Galle-Tätigkeit fördert und die Galle dünnflüssiger macht, hemmt es die Funktion der Bauchspeicheldrüse.

Eine zu hohe Dosierung ist schädlich! Es besteht die Gefahr einer Anreicherung im Körper, die mit Haarausfall, Übelkeit und Kopf- und Gliederschmerzen einhergehen kann. Bei Entzug gehen diese Erscheinungen wieder zurück.

Da es fettlöslich ist, sollte es immer in Verbindung mit etwas Pflanzenöl oder Sahne eingenommen werden. Besonders reich an Vit. A sind Rinderleber und

Lebertran. Aus konventioneller Tierhaltung ist Leber aber nicht zu empfehlen, da die Leber als Entgiftungsorgan besonders stark durch die in der Masttierhaltung eingesetzten Medikamente belastet wird. Als Nahrungsergänzung ist es insbesondere in den ersten drei Schwangerschaftsmonaten auf 8000 I.E. zu beschränken, und auch bei beginnenden rheumatischen Beschwerden und Arthrosen ist Vorsicht geboten.

Bei nachgewiesenem Mangel werden bis zu 25000 I.E. täglich eingesetzt, bei Brustkrebs unter ärztlicher Aufsicht bis zu 200 000I.E.

ß-Carotin

ß-Carotin ist die Vorstufe von Vit. A, d.h. es wird im Körper zu Vit. A umgewandelt.

Es hat aber zusätzlich noch andere Funktionen. Es wirkt antioxidativ, immunstimmulierend, entzündungshemmend und wird auch in der Krebstherapie eingesetzt.

Gute Quellen von (Pro)Vit.A sind Möhren, Grünkohl, Feldsalat, Spinat, Broccoli, Tomate, Aprikosen, Honigmelone und Papaya. ß-Carotin wird gerne als natürlicher Farbstoff verwendet. Die Gefahr einer Überdosierung wie bei Vit. A besteht nicht.

Vitamin B

Zur Gruppe der B-Vitamine gehören viele verschiedene Substanzen, von denen zunächst die wichtigsten einzeln besprochen werden sollen.

Vitamin B 1 (Thiamin)

Es wird für ein gesundes Nervensystem benötigt. Bei Mangel werden die Menschen streitsüchtig, deprimiert, geistig träge, vergeßlich, wie ausgelaugt. Weiterhin wird es für die Energieerzeugung im Körper benötigt, für das Wachstum und den notwendigen Muskeltonus also den Spannungszustand der Verdauungsorgane. Es fördert die Zusammenziehung der Gefäße und steigert so den Blutdruckt, regt die Schilddrüse an und kann bei Mangel zu Bradycardie (zu langsamer Pulsschlag), Durchschlafstörungen und Störungen im weiblichen Zyklus führen. Erhöhter Bedarf besteht bei hohem Alkoholkonsum. Folsäure- und Eiweißmangel verringern die Aufnahme von B1. Es ist sehr hitzeempfindlich, deshalb ist beim Kochen mit hohen Verlusten zu rechnen. Besonders thiaminhaltig sind Vollkornweizen und Vollkorn-Haferflocken, Vollreis, Weizenkeime, Bierhefe, Hülsenfrüchte, insbesondere Linsen, und mageres Schweinefleisch.

Vitamin B 2 (Riboflavin)

Dieses Vitamin wird dringend für das Wachstum und den Unterhalt der Gewebe benötigt, zur Verstoffwechselung von Eiweißen, Kohlenhydraten und Fettsäuren und für den Umsatz von einigen Medikamenten. Auch für die Sehfähigkeit und die Augen ist es wichtig.

Mängel an B2 können durch Magen-Darmerkrankungen, Alkoholismus, bei Störungen des Hormonhaushaltes und durch bestimmte Medikamente (z.B. Antibiotika) entstehen. Wie einige andere B-Vitamine wirkt es zum Teil gegensätzlich zu Vit. B 1. Es senkt den Blutdruck, fördert die Nebennierenfunktion (das Streßorgan Nr. 1) und die Magensäureproduktion. Bei Mangel kann es zur Erhöhung des Pulsschlags (Tachycardie), Schlafstörungen durch Zucken und Unruhe der Beine (restless legs), Risse und Empfindlichkeit der Haut, z.B: an den Mundwinkeln, Ohren und um die Nase und Schleimhautirritationen, schlecht wachsenden Fingernägeln, blutunterlaufenen Augen und Sehstörungen kommen.

Riboflavin wird als natürlicher gelber Farbstoff u.a. in Hartkäse und Pudding verwendet. Verluste bei der Zubereitung der Lebensmittel entstehen vor allem beim Braten, weniger beim Schmoren.

Empfohlene Menge bei Mangel: 50 - 100 mg pro Tag, besonders viel Riboflavin ist in Weizenkeimen und Vollgetreide, Leber (s. Vit.A), Milch, Hartkäse, Eigelb, Fleisch, Seelachs, Makrele, Hefe und Mandeln.

Vitamin B 3 (Niacin/Niacinamid)

Zum Teil wird es auch noch als Nikotinsäure bezeichnet. Niacin kann im Gegensatz zu Niacinamid einen Flush (Gesichtsrötung und Hitzegefühl) oder sogar eine

Entzündung von Magen und Darm hervorrufen, weshalb als Nahrungsergänzung Niacinamid vorzuziehen ist. Es wird im Körper aber auch aus Tryptophan, einem spez. Eiweiß, selbst hergestellt.

B3 wird ebenfalls für die Aufschließung und Aufnahme von Kohlenhydraten, Fetten und Eiweißen benötigt. Es senkt den Cholesterinspiegel und wirkt durchblutungsfördernd und giftausleitend. Es ist am Aufbau von Sexualhormonen, Haut und Gewebestrukturen der Verdauungsorgane beteiligt. Als Nahrungsergänzung findet es Verwendung bei Diabetes, Hautentzündung, zu hohem Blutdruck, Nervenentzündung, Durchblutungsstörungen, Arteriosklerose, Lernstörungen, Unterzuckerung, Migräne u.a. Im Gegensatz zu Vit A hemmt es die Funktion der Leber und fördert die der Bauchspeicheldrüse. Vorsicht bei frischen Magengeschwüren, Leberfunktionsstörungen und erhöhtem Harnsäurespiegel!

Empfohlene Menge bei Mangel: 1500 mg pro Tag. Mit Vollgetreide, Vollreis, Erdnüssen, Fisch, Leber (s. Vit. A), getrockneten Aprikosen,, Hülsenfrüchten und Hefe nehmen Sie viel Niacin zu sich, aber auch durch Milch, grünes Blattgemüse und frische Pilze. Es ist nicht sehr hitzeempfindlich, laugt aber schnell ins Kochwasser aus. Daher sollte mit möglichst wenig Kochwasser gearbeitet und dieses anschließend weiterverwendet werden.

Vitamin B 6 (Pyridoxin)

Da es von der Leber u.a. mit Hilfe von Magnesium zu Pyridoxal-5-Phosphat (P5P) umgewandelt werden muß, ist es besser, wenn es als Nahrungsergänzung gleich in dieser Form zugeführt wird. Es wird benötigt, um Vit. B 12 und Magnesium aufzunehmen und für die Produktion von Magensäure, Antikörpern (Waffen des Immunsystems) und roten Blutkörperchen. Es ist wie die anderen B-Vitamine für die Energiegewinnung notwendig, es ist sozusagen das Schlüsselvitamin des Kohlenhydratstoffwechsels. Es ist wichtig für die Nerven und die Skelettmuskulatur und trägt zur Aufrechterhaltung des Kalium-Natrium-Haushaltes und damit für die Regulation der Körpersäfte bei. Mangel kann besonders bei Streß, Nervenentzündungen, Schmerzzuständen und Einnahme der "Pille" auftreten.

Entsprechend lang ist die Liste der Anwendungsmöglichkeiten als Nahrungsergänzung dieses sehr wichtigen Vitamins: Gelenkentzündungen, geschwollene Fingergelenke und andere Ödeme, Nervenentzündungen, Gedächtnisschwäche, Lernstörungen, Kribbeln und Gefühllosigkeit in Armen und Beinen, fehlende Traumerinnerung und (unter Vorbehalt) bei Schizophrenie, bei Neigung zu Calcium-Oxalatsteinbildung in der Niere, Asthma, Blutarmut, Carpaltunnelsyndrom (Einengung der Nerven am Handgelenk), Hautentzündungen, Schwangerschaftsübelkeit, Prämenstruelles Syndrom (schmerzhafte Schwellung der Brust und Gereiztheit ein paar Tage vor der Monatsblutung) und schmerzhafte Regelblutung, Streß und Angstzustände und zur Unterstützung des Immunsystems.

Gemeinsam mit Folsäure senkt es den Homocystein-Spiegel im Blut, welcher zur Erhöhung des LDL-Cholesterins führt. Dieses "schlechte" Cholesterin wird für Gefäßwandveränderungen im Sinne einer Arteriosklerose verantwortlich gemacht. Daher schützt Vit. B 6 gemeinsam mit Folsäure vor Herz-Kreislauferkrankungen. Außerdem fördert erhöhtes Homocystein die Osteoporose und die Entstehung von Muskelerkrankungen, Fettleber, Starerkrankungen des Auges, Netzhautablösung und Eingeweidebrüchen.

B 6 und Folsäure sind in größeren Mengen in Weizenkleie, Weizenkeimen, Vollkorngetreide, Hefe, frischen Kräutern, Lachs, Thunfisch, Kohl, Brokkoli, Spinat, grüne Bohnen, Linsen, Feldsalat, Eiern, Leber (s. Vit. A), Walnüssen und Bananen enthalten. Durch die Wasserlöslichkeit gehen beim Kochen 30 – 45 % verloren. Die Hitzesterilisation von Milch, durch UV-Bestrahlung und feuchtigkeitsarme Lagerung verändern das Pyridoxal und können zu einer geringen aber auch Anti-B 6 Aktivität führen. Ein zu hoher Ballaststoffanteil kann die Verfügbarkeit herabsetzen.

Empfohlene Menge bei Mangel: 50 mg pro Tag.

Vitamin B 12 (Cobalamin) und Folsäure

B 12 kommt überwiegend in tierischer Nahrung vor, z.B. in Fleisch, vor allem in Leber (s. Vit. A), Seefisch, weniger in Milch(produkten)und Eiern. Folsäurereich sind Hefe, Leber, dunkelgrünes Gemüse, Spargel, Rote Beete und Blumenkohl. Während Folsäure sehr empfindlich gegen Sauerstoff ist, entstehen bei B 12 Kochverluste durch gute Wasserlöslichkeit und Hitzelabilität.

B 12 kann in geringen Mengen von den Darmbakterien synthetisiert werden, und reduziert damit die Gefahr, dass Vegetarier einen B 12 Mangel bekommen. Für die Aufnahme ist der Intrinsic Faktor notwendig, der im Magen gebildet wird. Bei der perniziösen Anämie (eine besondere Form der Blutarmut) fehlt dieser, und es kommt automatisch zu B 12 Mangel. In diesem Fall darf B 12 nicht mit Folsäure kombiniert werden und wird dann entweder gespritzt, um den Verdauungstrakt zu umgehen, oder dieser Intrinsic Faktor muß gleichzeitig mitgeschluckt werden.

Ansonsten wird B 12 normalerweise mit Folsäure kombiniert. Frauen, die die "Pille" einnehmen, haben oft einen B 12 und Folsäure-Mangel. Dieser sollte vor einer geplanten Schwangerschaft auf jeden Fall erst behoben werden, da Folsäure-Mangel zu Neuralrohrdefekten (offener Rücken) beim Kind führen kann. Auch der zukünftige Vater sollte genügend Folsäure besitzen. Ein Mangel kann auch bei rein vegetarischer Ernährung ohne Milch und Ei, Candida-Infektionen im Darm, durch Befall mit Fischbandwurm und durch entzündliche Darmerkrankungen auftreten. Starker Alkoholgenuss beeinträchtigt die Aufnahme von B 12. Megadosen an Vit. C können B 12 Mangel hervorrufen. In Multivitaminpräparaten kann der B 12 Anteil durch Vit. C, B 1, Kupfer und Eisen z.T. inaktiviert werden.

Mangel an B 12 bzw. Folsäure reduziert die Erkennung von Feinden durch das Immunsystem, begünstigt Blutarmut, Brennen auf der Zunge, Zahnfleischentzündungen, Widerwillen gegen Fleisch, Müdigkeit, Schwindel, Herzschwäche, Nervenerkrankungen, Schlaflosigkeit, Angstzustände, Prämenstruelles Syndrom (s. unter Vit. B 6) und Herz-Kreislauf-Erkrankungen durch die Erhöhung des Homocystein-Spiegels (s. unter Vit. B 6).

Empfohlene Menge bei Mangel: je 800 mcg pro Tag, bei Parodontose könne auch Mundspülungen mit Folsäure-Tropfen gemacht werden. Anschließend ausspucken.

In die Reihe der B-Vitamine werden außerdem noch Pantothensäure, Cholin, Inosit, Betain, Biotin und Paraaminobenzoesäure eingeordnet. Da sie alle untereinander sowohl synergistisch als auch antagonistisch (s. B1 u. B2) wirken, brauchen manche Patienten nur einzelne Vitamine dieser Gruppe, andere können sie auch als Komplexmittel einnehmen. Gerade bei solchen Fragestellungen ist die AK-Testung äußerst hilfreich. Etwas zu schlucken, was nicht benötigt wird, belastet den Stoffwechsel. Überdosierungen führen aber nicht direkt zu Krankheitserscheinungen, da die B-Vitamine wasserlöslich sind und ausgeschieden werden können. Mängel sind relativ häufig, da der Körper B-Vitamine benötigt, wenn er Zucker oder Auszugsmehle verstoffwechseln muß, was für viele Menschen heutzutage Grundnahrungsmittel sind. Vollgetreide und Vollreis hingegen liefern diese zusätzlich noch.

Wer diese Zusammenhänge kennt und weiß, wie wichtig diese Vitamingruppe für den Zustand unserer Nerven ist, wundert sich nicht mehr, wenn immer häufiger Zeitgenossen auf Kleinigkeiten mit überschießenden Aktionen reagieren und Lehrer über eine Zunahme von Gewalttaten auf dem Pausenhof hinweisen. Wenn die Nerven blank liegen, explodiert man eben schneller und hat nicht mehr die Geduld, einen Streit mit sachlichen Argumenten auszutragen. Da ja nicht nur die Schüler sondern auch die Erwachsenen davon betroffen sind, braucht man nicht viel Phantasie, um sich vorzustellen, daß auch der Umgang der Generationen miteinander leidet. Versuche in Internaten und Jugendstrafanstalten, wo die Kost auf Vollwertnahrung umgestellt und Süßigkeiten weitgehend verboten wurden, zeigten, daß das Miteinander viel besser funktionierte und die Jugendlichen und auch die Erzieher viel ausgeglichener waren.

Vitamin B reich sind Gemüse, Vollkornprodukte, Weizenkeime und Hefe.

Vitamin C (Ascorbinsäure)

Vitamin C ist **das** Vitamin überhaupt. Es ist eines der besterforschten Vitamine und hat sehr wahrscheinlich auch das größte Wirkspektrum. Nur die Meerschweinchen und wir Menschen können als einzige Säugetiere dieses Vitamin nicht selbst herstellen. Es hat eine äußerst wichtige Funktion für das Abwehrsystem, beschleunigt Heilprozesse und wird benötigt u.a. zur Bildung von roten Blutkörperchen, Hautgewebe, Bändern und Knochen. Es kann giftige oder krebserregende Stoffe unschädlich machen, hilft bei erhöhten Blutfetten, wirkt antiallergisch, antioxidativ und entzündungshemmend, weshalb es auch in der Behandlung von rheumatischen Beschwerden eingesetzt wird. Da die reine Ascorbinsäure säuernd verstoffwechselt wird, ist es günstiger, diese als Calciumascorbat zu schlucken. Damit wird das Calcium, welches der Körper zum Neutralisieren der Säure benötigt, gleich mitgeliefert. Vit. C wird besser resorbiert, wenn es in verdünntem Fruchtsaft eingenommen wird. Die tägliche Einnahmemenge sollte über den Tag verteilt werden, da der Körper es nicht speichern kann und den momentanen Überschuß wieder ausscheidet.

Die höchste Konzentration an Vit. C im Körper finden wir im Gehirn, aber auch in der Hirnanhangdrüse, Nebenniere, Augenlinse (Tränenflüssigkeit), Leber, Bauchspeicheldrüse und der Milz.

Mit steigender Einnahme von Vitamin C resorbiert der Darm immer weniger. Deshalb darf die Supplementierung mit hohen Vitamin C Dosen nicht schlagartig abgesetzt werden. Der Körper würde sonst in einen akuten Mangel hineinrutschen. Die einzige Nebenwirkung von Vitamin C ist bei Überdosierung Durchfall. Megadosen werden nicht mehr in Tabletten- oder Pulverform sondern als Infusionen mit gepuffertem Vit. C verabreicht. Damit wird die Aufnahme durch den Darm umgangen, und es steht dem Körper sofort in großen Mengen zur Verfügung. Die Säure ist dann auch in ausreichender Menge abgepuffert, so daß der Körper nicht auf Basendepots zurückgreifen muß.

Bei eingeschränkter Nierenfunktion darf Vitamin C nicht eingesetzt werden. Für die Verwertung von Vit. C wird Kupfer benötigt. Bei längerfristiger hochdosierter Einnahme von Vit. C muß der Kupferspiegel beobachtet werden. Sonst kann es zu einem Kupfermangel kommen. Erhöhter Bedarf entsteht bei der Einnahme der "Pille" und von Sulfonamiden und bei Stress.

Empfohlene Menge: Täglich 500 mg. Bei Erkrankungen 1 – 10g pro Tag, bei schweren akuten Viruserkrankungen (wie Hepatitits, Influenza) empfiehlt Burgerstein kurzfristig bis zu 200 g als Infusion pro Tag. Bei rheumatischen Gelenkentzündungen werden 2 Infusionen pro Woche mit je 15 g empfohlen. Desgleichen in den Pausen zwischen der Chemotherapie. Die Krebspatienten vertragen die Chemo dann besser und erholen sich auch schneller. Bei größeren Amalgamfüllungen im Mund sollte einfaches Vit. C pulver in Wasser oder Saft nur mit einem Strohhalm getrunken werden und zwar so, dass die Flüssigkeit möglichst keinen Kontakt zu den Zähnen hat, da die Säure den Abrieb der Füllungen und damit die Vergiftung des Körpers mit Quecksilber begünstigt.

Vit. C reich sind schwarze Johannisbeeren, Citrusfrüchte, Hagebutten und Sanddornbeerensaft, Brokkoli, Rosenkohl, Grünkohl, Blumenkohl, Paprika und Petersilie. Kochverluste entstehen durch erhitzen (vor allem in Kupfertöpfen), durch Zugabe von Natron beim Kochen und langes Warmhalten.

Vitamin D (Cholecalziferol)

Dieses Vitamin wird beim Auftreffen von Sonnenlicht in unserer Haut aus einer Vorstufe, die wiederum aus Cholesterin gebildet wird, aufgebaut. In der Leber und anschließend in den Nieren, aber bei Bedarf auch direkt in bestimmten Abwehrzellen, den Makrophagen, wird es in die aktive Form umgewandelt. Als Nahrungsergänzung sollte ausschließlich sog. D 3 und nicht D 2, wie früher oft verwendet wurde, zugeführt werden. Vitamin D ist nicht nur zum Knochenaufbau nötig, sondern auch das Immunsystem profitiert von einem ausreichenden Vorrat diese fettlöslichen Vitamins. Es sind aber auch Überdosierungen möglich. Bei Mangel entsteht bei Kindern Rachitits und bei Erwachsenen Osteomalazie. In beiden Fällen sind die Knochen zu weich und verbiegen sich, denn Vit. D erhöht u.a. die Calciumaufnahme aus dem Darm. Die Zellen des Immunsystems werden durch Vit. D 3 aktiver, die Krebsabwehr wird verbessert und das Entgleisen von Entzündungen gehemmt.

Es ist besonders in Eigelb, fettem Fisch und Fischleberöl enthalten. In der Regel wird es nicht durch Lagerung oder Zubereitung beeinflusst. Als Nahrungsergänzung wird bei Mangel für Kinder 10 mcg und für Erwachsene 2,5 mcg empfohlen. Ein Besuch der Sonnenbank ist nicht nötig. Für die Umwandlung in der Haut reicht ein täglicher Spaziergang von ca. 15 Min. bei normalem Tageslicht aus.

Zwischen Vit. D und Vit. F besteht eine Wechselbeziehung. Bei Vit. F Mangel erhöht sich die Gefahr einer Vit. D – Überdosierung. Beide Vitamine gleichzeitig können die Behandlung bei Sonnenallergie unterstützen.

Ein Mangel kann entstehen durch die Einnahme der "Pille" und einige Beruhigungsmittel, Antikonvulsiva (Medikamente gegen Krämpfe), bei chronischen Leber- und Nierenschäden, Morbus Crohn (eine Darmerkrankung) und Zöliakie (Allergie gegen einen Bestandteil im Getreide). Bei der Behandlung von Osteoporose sollte ggf. ebenfalls Vit. D ergänzt werden.

Vitamin E (Tocopherol)

Vit. E gehört wie Vit A zu den Antioxidantien. Es schützt also ebenfalls vor dem Angriff der Freien Radikale. Im Gegensatz zu anderen Vitaminen kann es im Labor chemisch nicht ganz genau nachgebaut werden. Daher sollten Sie, wenn Sie zu Vit. E - Nahrungsergänzungen greifen, darauf achten, daß sie natürliches Vitamin E (kein Acetat) erhalten! Und nur natürliches kann alle Funktionen erfüllen, die dem Vitamin E nachgesagt werden. So kann es die Zahl der Antikörper (Waffen des Immunsystems) erhöhen vor allem in Verbindung mit Selen, macht die T-Lymphozyten (das sind bestimmte Abwehrzellen) aktiver, hemmt die Bildung von Nitrosaminen, die Krebserkrankungen auslösen können, wirkt über den Prostaglandinstoffwechsel (s.Vit. F) entzündungshemmend, fördert die Zellatmung der Muskeln, erweitert die Blutgefäße und hemmt wie Aspirin® die Blutverklumpung. Der Bedarf richtet sich nach den Eßgewohnheiten. Je mehr Fettsäuren aufgenommen werden, umso höher ist der Bedarf an Vitamin E. Bei dem einen reicht ein Eßlöffel Leinöl oder Weizenkeimöl, ein anderer benötigt bis zu 400 mg pro Tag. Auch hier ist der Ak-Test außerordentlich hilfreich. Ein Mangel kann durch chronische Magen-Darmerkrankungen und bei Störungen des Galleflusses auftreten.

Reichlich vorhanden ist es in kaltgepressten Pflanzenölen, vor allem in Weizenkeimöl, Getreidekeimlingen und Nüssen. Vorsicht ist bei gleichzeitiger Einnahme von Antikoagulantien (Blutgerinnungshemmer) geboten, da es die Wirkung verstärkt. Auch darf es nicht zusammen mit Eisenpräparaten eingenommen werden. Beide würden sich im Darm verbinden und inaktivieren. Vit. E und Vit. C unterstützen sich teilweise in der Wirkung, ebenso Vit. E und Selen.

Vitamin F (veraltete Bezeichnung für essentielle Fettsäuren)

Bei den Fettsäuren unterscheiden wir gesättigte und ungesättigte. Die gesättigten kommen aus tierischen Lebensmitteln und können auch vom Körper selbst hergestellt werden. Die ungesättigten, von denen es einfach und mehrfach ungesättigte gibt, sind essentiell, d.h. der Körper kann sie nicht selbst produzieren und ist auf regelmäßige Zufuhr angewiesen. Diese mehrfach ungesättigten Fettsäuren enthalten, wenn sie z.B. von Hochseefisch stammen die Omega-3-Fettsäuren, kaltgepreßte Pflanzenöle enthalten normalerweise Omega-6-Fettsäuren. Weizenkeim-, Walnuß- und Sojaöl enthalten in geringem Maße, Leinöl in besonderem Maße einen hohen Anteil an Omega-3-Fettsäuren. (siehe rechts)

Omega-6-Fettsäuren sind als Gamma-Linolensäure besonders reichlich in Nachtkerzenöl, Borretschöl und im Öl aus Kernen der schwarzen Johannisbeere. Sie werden zur Behandlung bei Neurodermitis und dem Prämenstruellen Syndrom eingesetzt.

Bei Neurodermitikern ist die Umwandlung der einfachen Linolsäure zu Gamma-Linolensäure gestört, weshalb diese die Gamma-Linolensäure direkt einnehmen sollten. Außerdem senken Omega-6-Fettsäuren den erhöhten Cholesterinspiegel im Blut.

Im Prostaglandin-Stoffwechsel werden die Omega-6-Fettsäuren u.a. in Prostaglandin 1 (PGE 1) umgewandelt, eine entzündungshemmende und das Immunsystem unterstützende Substanz. Die Omega-3-Fettsäuren werden u.a. zu Prostaglandin 3 (PGE 3) synthetisiert, die eine noch stärker entzündungshemmende Wirkung haben und auch erhöhte Triglyceridwerte (eine spezielle Art von Blutfetten) senken können.

Daneben entsteht im Körper auch noch Prostaglandin 2 (PGE 2). Dies wird aus Milchfetten, Fleisch, Krusten- und Schalentieren über die Arachidonsäure gebildet und wirkt entzündungsfördernd. Normalerweise sollten PGE 1 und 3 den größeren Anteil an den Prostaglandinen ausmachen, PGE 2 wird nur in geringer Menge benötigt. Durch die heutige Ernährung mit hohem Fleisch- und Milchprodukteanteil produzieren wir aber mehr PGE 2 als 1 und 3. Insbesondere Margarine, Backwaren und Snacks enthalten durch zu stark erhitzte bzw. hydrogenisierte oder teilweise hydrogenisierte Fette einen hohen Anteil an Transfetten, die nicht nur die PGE 1 und 3 - Produktion blockieren sondern auch die Erhöhung der Blutfette bewirken.

Gesättigte Fettsäuren:
Alle Fleischarten, Fette aus Milchprodukten, Innereien,
Erdnüsse, Krusten- u. Schalentiere
führen über die Bildung von
Arachidonsäure zu **PGE 2**

PGE 2 wirkt entzündungsfördernd

Omega-6-Fettsäuren:
Kaltgepreßte Pflanzenöle aus Sonnenblumen, Hanf, Oliven
Weizenkeimen, Nachtkerzen, Borretsch, Schwarzkümmel, Soja
führen über die Bildung von
Gammalinolensäure zu **PGE 1**

PGE 1 wirkt entzündungshemmend

Omega-3-Fettsäuren:
Leinöl, Fischöl, Hanföl, Sojaöl, Weizenkeimöl
Dotteröl (aus Sumpfdotterblumen)
führen über die Bildung von
Eicosapensäure zu **PGE 3**

PGE 3 wirkt stark entzündungshemmend

Durch die entzündungsfördernde Wirkung können dann z.B. rheumatische und degenerative Gelenkerkrankungen gefördert werden. Alle Patienten, deren Schmerzen gut auf Aspirin®, Voltaren® oder andere

NSAR-Medikamente (Präparate, die bei rheumatischen Schmerzen eingesetzt werden und kein Cortison enthalten) ansprechen, sollten den Versuch mit einer Diät und Omega 3 und 6-Fettsäureneinnahme machen. Alle NSAR und zu hoch dosiertes Vit. E (über 800 I.E.) blokkieren die gesamte PGE-Bildung und damit nicht nur die Entzündung.

Da PGE 2 die Magenschleimhaut schützt, kann es unter der Einnahme von NSAR zu Magengeschwüren kommen. Alkohol, Transfette, Nahrungsmittelzusätze und die "Pille" wiederum blockieren nur die PGE 1 und 3 - Synthese. Daher können sie die Schmerzen noch verstärken, weil nun die PGE 2 keinen Antagonisten mehr haben. Unterstützend für die PGE-Synthese wirken niedrig dosiertes Vit. E, Magnesium, Zink, Vit B 3 und B 6.

Bei der Diät sollten möglichst wenig Milchfette, kein Fleisch, Krusten- und Schalentiere und Erdnüsse gegessen werden, dafür viel Gemüse, Obst, Salat und kaltgepreßte Pflanzenöle. Wenn außerdem dann die benötigten Zusatzstoffe eingenommen werden, kann es innerhalb von wenigen Monaten zu einer vollkommenen Schmerzfreiheit kommen, wie es mir erst kürzlich wieder eine Patientin mit chronischen Gelenkschmerzen an Händen, Füßen, Armen und Beinen hocherfreut bestätigt hat.

Bei der Einnahme von Hochseefischöl-Kapseln ist zu bedenken, daß die Fische durch die Meeresverschmutzung zum Teil sehr stark belastet sind. Auch hier ist die individuelle Verträglichkeitstestung mit AK angezeigt.

Die ungesättigten Fettsäuren sind sehr licht- und luftempfindlich und verderben sehr schnell. Daher sollten sie als einfaches Öl nur in ganz kleinen Mengen eingekauft und im Kühlschrank max. 6 Wochen aufbewahrt werden. In Kapseln verpackt sind sie länger lagerfähig.

5.5 Mineralstoffe und andere Nahrungsergänzungsmittel

Calcium

Calcium ist der mengenmäßig wichtigste Mineralstoff und ist an vielen Stoffwechselvorgängen beteiligt. Im Körper eines Erwachsenen finden sich ca. 1-2 kg. Es hat eine antientzündliche, antiallergische und gefäßabdichtende Wirkung, erhöht den Blutdruck und vermindert die Übersäuerung.

Der Calciumgehalt wird durch Parathormon aus der Nebenschilddrüse und Calcitonin aus der Schilddrüse gesteuert. Während Parathormon den Abbau aus dem Knochen und die Resorption von Calcium aus der Nahrung erhöht, fördert Calcitonin den Einbau in die Knochen u.a. zusammen mit Vit. D. Dadurch senkt es den Blutcalciumspiegel, der immer konstant gehalten werden muß. Bei Calciummangel kommt es zu Osteoporose und zu Krampfneigung in der Muskulatur. Bei zu hohem Calciumspiegel im Blut kann es zu Nierensteinen und Arteriosklerose kommen. In schweren Fällen treten starker Durst, Appetitverlust, vermehrte Harnausscheidung, Übelkeit, Erbrechen, Nachlassen der Muskelerregbarkeit und Verstopfung auf.

Der wichtigste Gegenspieler ist Magnesium. Dieses wird in der Herztherapie eingesetzt und hat weniger Nebenwirkungen als die sonst üblichen Calciumantagonisten. Auch bei Magnesiummangel treten Muskelkrämpfe auf. Die Unterscheidung, ob Calcium- oder Magnesiummangel vorliegt, sollte dem Fachmann überlassen werden. Vit. F fördert zusammen mit Parathormon den Abtransport ins Gewebe, Vit. C und A helfen, es dort zu halten. Omega-3-Öle vermindern die Aufnahme in die Körperzellen.

Die Aufnahme in den Körper wird durch Säuren verbessert, daher ist es wichtig, genügend Magensäure zu bilden. Als Nahrungsergänzung ist deshalb auch Calciumcitrat zu empfehlen. Eiweiße sind förderlich für die Aufnahme, Phytinsäure im Getreide, Phosphor und Oxalsäure (in Spinat, Rhabarber, exzessiver Schwarzteegenuss) vermindern sie.

Natürliche Calciumlieferanten sind Sesam (die Chinesen bezeichnen ihn als Nahrung der Unsterblichen) Bohnen, Grünkohl, Spinat, Gurken, frische Kräuter, Eigelb, Mandeln, Haselnüsse, Käse und Milch. Den Calciumbedarf allerdings nur aus Quark und Käse dekken zu wollen ist nicht möglich, da sie zu den säuernden Lebensmitteln gehören und beim Verstoffwechseln wiederum viele Mineralien verbraucht werden.(s.o.) Die Zahl der Osteoporosekranken stieg zeitgleich mit dem steigenden Verzehr von Milchprodukten an. Außerdem können viele Menschen keine Milch vertragen. Der Calciumbedarf kann auch anders gedeckt werden. 100 g Haselnüsse oder Mandeln z.B. enthalten doppelt soviel Calcium wie 100 g Joghurt, 10 g frische Kräuter genausoviel wie 1 Tasse Milch.

Empfohlene Dosierung bei Mangel: 1000 mg pro Tag, evtl. auch mehr.

Bei Veranlagung zu Osteoporose sollte dringend auch der Vit.D Spiegel untersucht und bei Mangel aufgefüllt werden.

Magnesium

Magnesium wird sehr häufig therapeutisch eingesetzt, z.B. bei Muskelkrämpfen, Herz-Kreislauf-Erkrankungen, Allergien, Schlaflosigkeit, Streß, vegetativer Dystonie, Alkoholismus und Verstopfung. Es senkt den Blutdruck. Zu Calcium hat es zum Teil antagonistische teilweise aber auch synergistische Funktionen. Deshalb sollte immer individuell ausgetestet werden, ob der Patient Magnesium besser einzeln oder in Kombination mit Calcium einnehmen sollte. Auch bei Übersäuerung des Körpers, Osteoporose und beim Prämenstruellen Syndrom ist es hilfreich. Es wird auch zusammen mit Kalium verordnet und mit Vit. B6. Außerdem wird es im Prostaglandin-Stoffwechsel benötigt (s. unter Vit. F). Bei Muskelschmerzen, die durch Ruhe schlimmer und durch Bewegung besser werden, sollte immer an Magnesium gedacht werden.

Saure Nahrung fördert wie beim Calcium die Aufnahme. Nebenwirkungen von zu hoher Magnesiumeinnahme sind Durchfall und lähmende Müdigkeit. Da sich das meiste Magnesium in den Zellen befindet, ist die Serumuntersuchung auf Magnesium völlig sinnlos.

Um einen Mangel an Magnesium nachzuweisen, bietet sich die Vollblutanalyse oder der AK-Test an. Magnesiumreiche Nahrungsmittel sind Vollkorngetreide, Nüsse, Milch(produkte), Kartoffeln, frische Tomaten, Karotten, Sojabohnen, Beerenobst, Bananen, Gemüsemais und Kakao. Wie auch bei den anderen Mineralstoffen entstehen große Verluste durch Wässern und Kochen, deshalb das Kochwasser weiterverwenden! Durch die Ausmahlung der Getreide ist der Verlust von Magnesium deutlich stärker als der anderer Mineralien.

Bei Mangel (möglich durch Stress, Alkoholismus und bei sehr hoher Proteinzufuhr) sollte mindestens 300 - 500 mg eingenommen werden. Die beste Zeit dafür ist der Abend.

Kalium

Kalium ist u.a. wichtig für die Herzfunktion. Ein Mangel, der häufig durch regelmäßige Einnahme von Abführmitteln, bei länger andauerndem starkem Streß, chronischem Nierenversagen und bei Diabetikern entsteht, führt zu Verstopfung und Herzbeschwerden.

Kaliumreich sind Tomaten, Bananen, Zitrusfrüchte, Melone, Sonnenblumenkerne, Hefe, Hülsenfrüchte, Kakao, frische Kräuter, Avocado und vor allem Trockenobst.

Mangan

Dieses Spurenelement wird für die Verwertung von Vit. B 1, Biotin und Vit. C benötigt, ebenso für den Kohlenhydrat-, Fett- und Eiweißstoffwechsel, wie auch für die Produktion von Schilddrüsenhormonen. Ein Mangel kann bei Bänderschwäche, vor allem bei Kreuzschmerzen, überdehnbaren Gelenken, Gelenkentzündungen, Allergien, Asthma und Diabetes vorliegen. Auch die Nebennieren profitieren von Mangan.

Manganreich sind Vollkornmehl, Nüsse, Hülsenfrüchte, grüne Blattgemüse, Früchte, Wurzel- und Knollengemüse und schwarzer Tee. Empfohlene Menge bei Mangel: 5 mg pro Tag zu einer Mahlzeit. Vorsicht bei Eisenmangel, denn eine Überdosierung von Mangan behindert die Verwertung und Speicherung von Eisen. Eine Manganeinnahme erhöht den Vit. B12 Bedarf. Bei langjähriger erhöhter Manganzufuhr kann es zu psychischen Störungen mit Halluzinationen und Parkinson (Schüttellähmung) ähnlichen Symptomen kommen.

Kupfer

Kupfer hat eine primär antientzündliche Wirkung und wird bei Bedarf von der Leber, die den größten Teil an Kupfer im Körper speichert, ausgeschüttet. Daher werden Rheumatiker oder Patienten mit anderen Entzündungen im Körper eher in einen Mangel hineinrutschen. Das Verhältnis zwischen Kupfer und Eisen stellt ein zuverlässiges Mittel zur Beurteilung des Verlaufs einer Entzündung dar. Denn während das Kupfer durch diese ansteigt, fällt der Eisenwert (s.u.). Eine weitere Wechselbeziehung besteht zu Zink.

Wenn Kupfermangel vorliegt, ist es immer wieder beeindruckend, wie gut der Körper auf die Kupfergabe anspricht. Ich erinnere mich an einen Patienten mit Muskel- und Gelenkschmerzen, der kaum in der Lage war, den Arm in die Testposition für den AK-Test zu bringen. Mit etwas Kupfer auf der Zunge war dies nicht nur fast schmerzfrei möglich, sondern er konnte sogar noch den notwendigen Testdruck aufbringen. Auch spürte er relativ rasch, wie die "Lebensgeister" wieder geweckt wurden. Die Leber ist das Schlüsselorgan des Kupferstoffwechsels. Sie ist selbst schmerzunempfindlich, und eine Leberschwäche zeigt sich zunächst in Müdigkeit. "Der Schmerz der Leber ist die Müdigkeit." Außerdem benötigen die Körperzellen Kupfer, um die zugeführte Energie in der sogenannten Atmungskette nutzbringend zu verwerten. Daher ist die Reaktion des Patienten sehr gut nachzuvollziehen.

Bei Kupfermangel wird Vit. C nicht richtig abgebaut und könnte dann Nierensteine verursachen (s. auch unter Vit. C). Das Enzym SOD, welches an der Beseitigung Freier Radikaler beteiligt ist, benötigt zur Aktivierung ebenfalls Kupfer. Die Toleranz gegenüber Streß wird verbessert, denn für die aus-reichende Bildung von Nebennierenhormonen wird ein Enzym benötigt (Dopaminhydroxylase), welches nur bei ausreichender Kupfermenge aktiviert wird. Anämie (Blutarmut), Immunschwäche, Knochen- und Gefäßveränderungen, Hautprobleme und Haarausfall können durch einen Kupfermangel ausgelöst sein.

Sowohl Patienten mit erniedrigtem Kupferwert als auch solche mit erhöhtem Wert im Blut können von der Kupfergabe profitieren. Auch hierbei ist der AK-Test äußerst hilfreich, zumal der eine Kupfer als Glycinat, der nächste als Citrat, wieder andere als Picolinat am besten verwerten können. Das wird dann ebenfalls mitgetestet.

Besonders kupferreich sind Nüsse und Sonnenblumenkerne, Vollkorngetreide, Buchweizen, Bierhefe, Leber (s. unter Vit. A), mageres Fleisch, Fisch und Schalentiere, Hülsenfrüchte, Kakao und Schokolade. Je nach Wasserhärte können kupferhaltige Wasserrohre bis zu 1 mg Kupfer täglich liefern. Muttermilch enthält wesentlich mehr Kupfer als Kuhmilch. Die empfohlene Menge beträgt bei Mangel 2 bis max. 8 mg pro Tag. Nicht gleichzeitig mit Eisen oder Zink einnehmen! Die Kupferaufnahme wird durch magensäurebindende Medikamente behindert. Eine absolute Gegenanzeige zur Kupfergabe stellt der Morbus Wilson, eine Kupferspeicherkrankheit, dar.

Zink

Zink ist eine häufig verwendete orthomolekulare (Therapie mit Vitaminen und Mineralien) Substanz. Es ist an ca. 300 Stoffwechselvorgängen im Körper beteiligt. Daher wirkt sich Zinkmangel auf viele verschiedene Systeme aus. Von einigen Forschern wird es als das Spurenelement des Immunsystems bezeichnet. Bei Zinkmangel leiden die Patienten an häufigen Erkältungen, Haut- u. Nagelproblemen, Wundheilungsstörungen, Akne, Haarausfall, Allergien, verringertem Geschmacksempfinden, Mangel an Magensäure, Funktionsstörungen der Bauchspeicheldrüse, Verdauungsbeschwerden, häufige Candida-Pilzinfektionen, Muskelschmerzen, psychischen und hormonellen Störungen, Unfruchtbarkeit, Prostatabeschwerden, und er fördert sogenannte Schädelfehler (ein Begriff aus der Cranio-Sakralen-Therapie, welche eine Behandlung von Störungen im Bewegungsrhythmus der Körperstrukturen ist).

Bei Schwermetallbelastungen besteht ein erhöhter Zinkbedarf. Das gleiche gilt für Leistungssportler, weil es für den Abbau von Milchsäure gebraucht wird. Auch Diabetiker brauchen häufig zusätzlich Zink, denn es beeinflußt die Wirkung von Insulin. Zu Vit. A und Mangan besteht eine Wechselbeziehung. Das Verhältnis Kupfer : Zink sollte 1 : 7 betragen. Zinkreich sind Rindfleisch, Innereien, Austern, Milch(produkte), Eier, Vollkornprodukte, Sesam, Mandeln, Erdnüsse, Kürbiskerne und Hülsenfrüchte.

Bei Mangel sollte 30 mg pro Tag zugeführt werden. Die wahrscheinlich bestresorbierbare Zubereitungsform ist Zink-picolinat. Die optimale Zeit für die Zinkeinnahme ist der späte Abend, mit möglichst großem Abstand zu einer Mahlzeit, da Folsäure und Phytate (aus Getreide), Kaffee und schwarzer Tee die Aufnahme hemmen. Aus diesem Grund auch niemals gleichzeitig Eisen, Calcium oder Kupfer schlucken. Zinkmangel beeinflußt die Eisenaufnahme negativ. Daher sollte bei Eisenmangel auch der Zinkspiegel untersucht werden.

Eisen

Alle Lebewesen brauchen Eisen zum Atmen, da der Sauerstoff an das eisenhaltige Hämoglobin (Blutfarbstoff) in den roten Blutkörperchen gebunden und transportiert wird. Es kann im Körper recyclet werden, weshalb ein Mangel eher selten ist. Der Körper kann überschüssiges Eisen nur schwer wieder loswerden, bei Frauen durch die Monatsblutung, bei Männern nur durch starkes Ausschwitzen. Die Aufnahme aus der Nahrung durch den Darm ist daher auch an aktive Mechanismen gebunden und wird immer den Erfordernissen angepaßt. D.h. der Körper gibt acht, daß nicht zuviel Eisen aufgenommen wird.

Viele Krankheitserreger benötigen Eisen für ihren Stoffwechsel, daher reduziert der Körper den Eisengehalt bei einer Infektion sofort. Eine zusätzliche Eisengabe würde dann nur den Erregern nützen, dem Körper aber schaden. Auch vor der Geburt, die ja eine Infektionsquelle darstellt, senkt die Natur den Eisengehalt der Mutter, um sie zu schützen. In den Entwicklungsländern stellt der relative Eisenmangel einen gewissen Schutz vor Infektionen dar, denn die hygienischen Maßnahmen sind dort teilweise katastrophal und Infektionen lauern überall.

Ein wirklicher Mangel beeinträchtigt die Abwehrleistung aber auch. Außerdem fühlt man sich müde und schlapp. Eisen wird zudem noch für die Produktion von Nebennierenhormonen und Serotonin, eine Substanz, die uns munter macht, gebraucht. Wer nun bei nachgewiesenem Eisenmangel Eisen zuführen muß, sollte dies nach Möglichkeit schlucken und nicht injiziert bekommen. Dann kann der Körper immer noch mitentscheiden, wieviel Eisen er aufnehmen möchte.

Nach einer 10jährigen Studie an über 13.000 Erwachsenen wurde ein erhöhter Eisenspiegel mit dem Risiko einer Lungen-, Dickdarm-, Speiseröhren- und Blasenkrebsrate zumindest bei Männern in Verbindung gebracht. Man wird hier weitere Forschungen abwarten müssen. Nachgewiesen ist aber ein Zusammenhang zwischen erhöhtem Ferritin (ein Protein zur Eisenspeicherung und zum Transport) und erhöhtem Risiko für Herz-Kreislauferkrankungen. Mit Sicherheit gibt es aber auch behandlungsbedürftige Eisenspiegel und Blutarmut. Jedoch sollte Eisen wirklich nur nach gründlicher Untersuchung und nicht auf eigene Faust ergänzt werden. Eisenreich sind Innereien, Fleisch und Vollkornerzeugnisse, Eigelb, Kakao, Schnittlauch und grüne Blattgemüse.

Bei Mangel sollte Eisen als Picolinat, Glycinat oder Aspartat mit ca. 30 mg pro Tag auf nüchternen Magen ergänzt werden. Hilfreich dabei ist die gleichzeitige Vit. C Einnahme. Kaffee, schwarzer Tee und Calcium (Milchprodukte!) hemmen die Resorption. Eisen sollte auch getrennt von Jod zugeführt werden. Bei bestehendem Jodmangel kann die Eiseneinnahme eine evtl. Schilddrüsenunterfunktion noch verstärken.

Selen

Selen ist ein Antioxidans, wird für die Produktion von Prostaglandinen, die die Blutzusammenballung hemmen und von Bauchspeicheldrüsenenzymen gebraucht. Es ist für die Elastizität des Gewebes wichtig und aktiviert die Freßzellen (die "Aufräumtruppe") unseres Abwehrsystems. Es ergänzt sich zum Teil mit Vit. E. Beide fördern das Wachstum, die Fruchtbarkeit, die Produktion von Antikörpern und Energie. Auch für die Schwermetallentgiftung wird Selen benötigt. Der Selengehalt im Boden ist regional sehr unterschiedlich. Deutschland zählt eher zu den Selenmangelgebieten, was durch den sauren Regen noch verstärkt wird. Mengenangaben in Lebensmitteltabellen sind daher unzuverlässig.

Bei Selenmangel leidet die Abwehr, es kommt zu Gefäßveränderungen, Trübung der Augenlinsen, Haarausfall, Leber-, Magen- und Darmerkrankungen, Infektanfälligkeit und Muskelschwund, von dem auch das Herz betroffen sein kann.

Eine in Finnland durchgeführte Studie wies nach, daß das Herzinfarktrisiko bei Selenmangel größer ist. In der Medizin wird es bei rheumatischen Erkrankungen, Krebs, Ekzemen, Bluthochdruck, Herzmuskelerkrankungen, Morbus Crohn (eine Darmerkrankung), Entzündung der Bauchspeicheldrüse und Unfruchtbarkeit eingesetzt. Reich an Selen sind Spargel, Porree, Brokkoli, Zwiebeln, Knoblauch, Vollreis, Pilze und Muskelfleisch, Knoblauch und Nüsse.

Bei Mangel, der sehr gut im Serum nachgewiesen werden kann, werden 200 mcg pro Tag als Selenomethionin - am besten morgens - empfohlen. Es gibt aber auch Vergiftungserscheinungen bei Überdosierung: Immunschwäche, Koliken, Nieren- und Herzmuskelschäden. Die Selenaufnahme wird durch Vit. C - Einnahme behindert, die gleichzeitige Verabreichung von Vit. E ist günstig.

Chrom

Chrom als Nahrungsergänzung kann bei Diabetes, Unterzuckerung und Herz-Kreislauferkrankungen angezeigt sein. Es ist notwendig, damit eine normale Zuckerverwertung im Körper stattfinden kann und ist reichlich in Bierhefe, Vollkorngetreide, Weizenkeime und Honig enthalten. Honig sollte nur beim Imker gekauft werden, denn dann hat der Verbraucher die Sicherheit, dass sich nicht zu stark erhitzter oder gar Kunsthonig im Glas befindet. Imker werden in Deutschland regelmäßig kontrolliert! Wie beim Selen schwankt der Chromgehalt der Nahrung sehr stark, je nach Vorkommen im Boden. Als Nahrungsergänzung bei Mangel werden 200 mcg als Chrom-Picolinat empfohlen.

Coenzym Q10 (Ubichinon)

Immer häufiger wird für Co Q10 - Präparate geworben. Diese Substanz liefert sozusagen Energie für die Zellen und ist wichtig für die Zellatmung. Die Mitochondrien, die Kraftwerke in unseren Zellen, sind dringend auf dieses Enzym angewiesen. Je besser die Zellen mit Energie versorgt werden, umso besser und fitter fühlen wir uns. Vor allem die Körperzellen, die einen besonders hohen Energiebedarf haben, profitieren von dieser Substanz wie das Herz. Auch für das Immunsystem ist Co Q10 wichtig, wo es die Makrophagen (die körpereigene "Müllabfuhr") aktiviert. Es soll die Gefäße vor Arteriosklerose und vor der Entstehung von Krebserkrankungen schützen, denn es ist ebenfalls antioxidativ. Der Körper stellt es normalerweise selbst her, benötigt dazu aber auch Vit. E und Selen.

Mit zunehmendem Alter läßt die Produktion immer mehr nach. So produziert ein 70jähriger nur noch 30% des Co Q 10 eines jungen Menschen. Ein Mangel an Co Q10 trifft das Herz und das Immunsystem. Deshalb wird es bei Erkrankungen an diesen Organen gerne eingesetzt. Auch bei Parodontose ist es hilfreich. Je nachdem, ob eine bestehende Erkrankung gebessert werden soll, oder ob es nur prophylaktisch eingesetzt wird, schwankt die empfohlene Tagesdosis zwischen 30 und 120 mg pro Tag. Um den Erfolg bei Herzerkrankungen zu spüren, dauert es 8 - 12 Wochen.

Menschen, die sich einfach nur schlapp fühlen, werden die Wirkung schneller spüren. Co Q 10 soll nicht nur das Leben verlängern, es verbessert auch die Lebensqualität. Gegen eine kurmäßige Einnahme von 30 mg pro Tag ist nichts einzuwenden. Der Vit. E - und Selenspiegel sollte aber auch mal überprüft werden, damit der Körper auch in die Lage versetzt wird, selbst genügend herzustellen.

Carnitin

Leider hört man immer wieder, daß diese Aminosäure beim Abnehmen hilfreich wäre. Carnitin transportiert die Fettsäuren zu den Energiezentralen in der Zelle. Dadurch werden auch die Blutfette gesenkt. Depotfett kann man dabei aber nicht abbauen. Ohne Carnitin fehlen den Zellen die Fettsäuren und können nicht mehr so viel Energie liefern. Diese Aminosäure wird durch Lebensmittel (Fleisch und Milch) zugeführt, normalerweise aber auch von der Leber selbst gebildet. Sie benötigt dazu Lysin, Methionin (ebenfalls Aminosäuren), B6, Eisen und Vit. C.

Ein Mangel an Carnitin macht sich durch Verschlechterung der Gehirnfunktionen, Muskelschwäche und verringerte Abwehrkraft bemerkbar. Im Leistungssport wird es zur Förderung der Ausdauer und zum Schutz des Immunsystems gegen eine Schwäche durch Übertraining eingesetzt. Das Immunsystem wird ebenfalls aktiver und leistungsfreudiger. Beim chronischen Müdigkeitssyndrom, einer Entgleisung des Immunsystems, gehört Carnitin zu den Basistherapeutika. Bis zu einem gewissen Grad schützt es vor Alterungsprozessen im Gehirn und vor seelischem Streß. Bei drohenden Frühgeburten wird es zusammen mit Betamethason eingesetzt und verbessert signifikant stärker die Lungenreifung des Frühgeborenen als Betamethason allein. Als Nahrungsergänzung empfiehlt sich die gleichzeitige Einnahme von Lysin, welches die Wirkung noch unterstützt.

Leider stelle ich mit Hilfe der Traditionellen Harndiagnostik bei meinen Patienten immer wieder eine gewisse Leberschwäche fest. Daher profitieren wahrscheinlich viele Menschen von einer Carnitin-Ergänzung. Nebenwirkungen werden in der Literatur nicht angegeben. Carnitinreiche Lebensmittel sind vor allem Rindfleisch, aber auch Lamm- u. Schaffleisch. In pflanzlicher Kost ist praktisch gar kein Carnitin enthalten, weshalb Vegetarier von einer Kur mit Carnitin-Kapseln (bis zu 1 g täglich) profitieren können, ebenso ältere Menschen, deren körpereigene Produktion nachlassen kann.

Verschiedene Medikamente rufen einen sekundären Carnitinmangel hervor. Dazu gehören neben dem Virostatikum Zidovudin, dem Pivampicillin, das Sulfadiazin, das Malariamittel Pyrimethamin und das Antiepileptikum Valproinsäure. Bei empfindlichem Magen würde ich eine geringere Menge als 1 g empfehlen. Eine erhöhte Zufuhr führt zu einer erhöhten Ausscheidung über die Nieren, es wird nur wenig gespeichert.

Sekundäre Pflanzenstoffe

Zu dieser Gruppe zählen alle bisher entdeckten Stoffe in der Nahrung, die nicht zu den Vitaminen oder Mineralien gerechnet werden und oft nur in winzigen Spuren enthalten sind. Die Bedeutung für unseren Körper wird immer deutlicher, und vieles ist sicher noch nicht entdeckt worden, weshalb ich an dieser Stelle noch einmal auf die Wichtigkeit der gesunden Ernährung hinweise. Die sek. Pflanzenstoffe tragen auf unterschiedlichste Weise zu unserer Gesundheit bei, und viele Stoffe gibt es auch noch nicht als einzelne Nahrungsergänzungen. Deshalb möchte ich auch nur einige kurz erwähnen.

Die **Bio-Flavonoide** und dazu gehören auch die **Anthocyane** und **Quercetin** sind wohl die bekanntesten. Sie schützen unser Gefäßsystem vor Ablagerungen, stabilisieren unsere Venen und Kapillaren, verbessern die Sehkraft, wirken antioxidativ, antimikrobiell, antiallergisch und erhöhen die Widerstandskraft gegen Drogen und Umweltgifte. Die Flavonoide färben die Pflanzen und sind besonders reich in Heidelbeeren, grünem Tee, schwarzen Johannisbeeren, Roter Beete, Holunderbeeren und in der Pulpa von Zitronen und Grapefruits (die weiße Haut zwischen den Stückchen), Traubenkernen und -schalen und dadurch auch im Rotwein. Auch andere Rinden, Schalen, Kerne und Samen enthalten diese Stoffe. Sie entstehen in den Pflanzen aber erst mit der Reifung und fehlen daher meist im Supermarktobst. Quercetin, in gelben und roten Zwiebeln, hilft bei Virusinfektionen. Von der Fa. PE (s. Anhang) werden reine Flavonoide als Nahrungsergänzung angeboten.

Zu den sek. Pflanzenstoffe wird auch das **ß-Carotin** gerechnet, siehe dazu Kapitel 2.

Verwandt mit den Karotinoiden ist **Squalen**, eine Substanz die vor allem in schwarzen Oliven aber auch in geringer Menge in Avocado, Fleisch und Käse enthalten ist. Squalen sorgt für die Geschmeidigkeit der Haut, ist Bestandteil der Außenhüllen der Organe und fettreicher Zellen wie der Leberzellen und unterstützt das Immunsystem. Durch die Möglichkeit, Sauerstoff zu speichern und abzugeben, unterstützt es die Zellatmung, verlangsamt den Alterungsprozess und schützt damit auch vor Krebs.

Indole, die als krebsverhütende Substanz bekannt geworden sind, finden wir in der Familie der Kreuzblütler, zu der Kohl, Brokkoli, Blumenkohl, Rosenkohl, Rettich, Radieschen, Kresse und Senf gehören.

Lykopine kommen in rot-orangen Früchten, Blättern und Samen vor, z.B. Tomaten, Hagebutten, Kürbis und Wassermelonen. Sie sind ähnlich dem ß-Carotin, haben aber eine noch stärker antioxidative Wirkung als diese. Zur Zeit wird erforscht, ob auch sie Krebsentstehung verhüten können.

5.6 Gezielte Therapie zur Ergänzung bei Mangelzuständen

Der gezielte Einsatz von Nahrungsergänzungen wird in der Medizin Orthomolekulare Therapie genannt. Wie jede andere Therapie sollte sie nur nach Beratung durch Fachleute vorgenommen werden, die über eine spezielle Ausbildung verfügen. Eine ganze Reihe von Erkrankungen läßt sich mit der Zufuhr von Vitaminen und Mineralstoffen, teilweise mit sehr hohen Dosierungen, günstig beeinflussen oder sogar auch heilen. Der Vorteil dieser Therapie ist, daß der Körper diese Substanzen kennt. Sie sind ja auch in unserer täglichen Nahrung enthalten. Deshalb ist die Gefahr von Allergien und Unverträglichkeitsreaktionen zumindest bei der Verwendung von **Reinsubstanzen** gering. Auf die Zusatzstoffe in sonstigen Präparaten kann allerdings eine Allergie bestehen. Das Auftreten von Nebenwirkungen ist im Vergleich zu anderen chemischen Medikamenten oder auch pflanzlichen Therapeutika seltener. Trotzdem ist es vor allem bei den fettlöslichen Vitaminen und bei den Mineralstoffen möglich. Wer unter Magnesium-mangel leidet und Calcium zuführt, wird dadurch die Mangelsituation an Magnesium noch vergrößern.

Bitte lassen Sie immer einen Vitamin- und Mineralcheck machen, bevor Sie zu irgendwelchen Pillen greifen. In höherer Dosierung sind auch diese Pillen Medikamente. Und Sie würden ja auch keine Medikamente schlucken, von denen Sie nicht wissen, ob es die Richtigen sind.

Ich erlebe es in der täglichen Praxis immer wieder, daß die Patienten irgendwelche Ergänzungsmittel mitbringen, von denen sie glauben, daß sie sie brauchen könnten. Doch bei der Überprüfung stellt sich nicht selten heraus, daß genau diese Präparate ihrem Körper Streß bereiten oder die Muskeln im Test schwächen. Ein solches Präparat über längere Zeit zu schlucken bedeutet, daß es die Gesundheit gefährdet anstatt sie zu unterstützen. Vielleicht benötigen sie die Wirkstoffe und vertragen nur die Zubereitung nicht.

Die billig angebotenen Präparate enthalten oft in Relation zu dem eigentlichen Wirkstoff erhebliche Mengen an Zusatzstoffen. Bitte achten Sie vor dem Kauf auf die Zutatenliste und vergleichen Sie. Die teureren Präparate sind manchmal eigentlich preiswerter als die billigen. Sie führen nämlich eine viel größere Wirkstoffmenge zu, und dadurch reduziert sich die notwendige Menge an Kapseln oder Tabletten pro Tag. Damit schlucken Sie dann natürlich auch weniger Zusatzstoffe im Verhältnis zum Wirkstoff. Und auch die Zusatzstoffe bezahlen Sie mit.

Die beste Versicherung für eine ausreichende Versorgung mit Vitaminen und Mineralstoffen ist und bleibt die richtige Ernährung.

Schon Paracelsus sagte im Mittelalter:

"Laßt unsere Nahrungsmittel Heilmittel und unsere Heilmittel Nahrungsmittel sein."

Wer auf hochwertige Lebensmittel achtet und zusätzlich seinen Darm pflegt und regelmäßige Darmreinigungskuren durchführt, wird kaum in eine Mangelsituation geraten. Sollte dann durch Krankheit oder Streß ein Mehrbedarf an bestimmten Stoffen auftreten, ist die gezielte Zufuhr über Ergänzungen sinnvoll und notwendig. Die einzige Ausnahme hierbei stellt das Vit. C dar. Von der regelmäßigen Einnahme in kleinen Mengen profitieren wir alle, da die Versorgung über die Lebensmittel meist nicht mehr ausreicht.

Ich hoffe, Ihnen die Problematik der Ergänzungsmittel nähergebracht zu haben, und wünsche Ihnen für Ihre Gesundheit alles Gute.

QUELLENVERZEICHNIS

Die Darmreinigung
Dr. med. Erich Rauch, Haug-Verlag

Wie neugeboren durch Darmreinigung
Dr. med. Renate Collier, Gräfe und Unzer

Deine Ernährung ist dein Schicksal
Eduard A. Brecht, Brecht Verlag

Milde Ableitungs-Diät
Dr. med. Erich Rauch, Peter Mayr, Haug-Verlag

Lehrbuch für Heilpraktiker
Isolde Richter, Urban & Schwarzenberg

Taschenatlas der Physiologie
S. Silbernagel, A. Despopoulos, Thieme Verlag

Lehrbuch der Applied Kinesiology (AK) in der naturheilkundlichen Praxis
Wolfgang Gerz, AKSE-Verlag

Der Bio-Garten
Marie-Luise Kreuter, BLV-Verlag

Durch Entsäuerung zu seelischer und körperlicher Gesundheit,
Dr. med. dent. Beck, Buchdienst Oetinger

Gesund durch Entsäuerung
Harald Hosch, Dr. Werner Jopp Verlag

Acta Biologica, Jahrgang XXXVI, 16. Juni 1997
Fa. Pascoe

Fitmacher fürs Immunsystem
Dr. Inge Hofmann u. Dr. Arnold Hilgers, Mosaik Verlag

Prost Mahlzeit! Krank durch gesunde Ernährung
Udo Pollmer, Andrea Fock, Ulrike Gonder, Karin Haug, Kiepenheuer & Witsch

Heilwirkung von Nährstoffen
Dr. Lothar Burgerstein, Haug-Verlag

Biologische Präparate für Diagnose und Therapie in der naturheilkundlichen Praxis
Wolfgang Gerz, AKSE-Verlag, München

Seminarunterlagen zu AK-Orthomolekulare Medizin I
9. - 10. 12.1995 in Berlin
Referent Wolfgang Gerz

Krebs in der Naturheilkunde
Manfred Kuno, Pflaum Verlag

Carnitin – Daten, Fakten, Strategien
Karl-Ludwig Resch, Bad Elster

Ernährung des Menschen
Elmadfa/Leitzmann, Ulmer Verlag

ANHANG

Rezeptur für die Basensalbe

Natrium hydrogencarb.	3,0 g
Aquae dest.	22,0 g
Eucerin. anhydr. ad	50,0 g
Oleum rosac.	0,2 g
m.f.ung	

Das Rosenöl dient der Konservierung. Es kann auch weggelassen werden, die Salbe muss dann nur schnell verbraucht werden.

Basenpulver II nach Rauch

Natrium phos.	10,0
Kalium bicarb.	10,0
Natrium bicarb.	80,0
Calcium carb.	100,0

Basenpulver III nach Rauch

Natrum bicarb.	85,0
Calcium carb.	60,0
Kalium bicarb.	10,0
Kalium citr.	15,0
Magnesium ctir.	20,0
Natrium phos.	10,0

Ausbildung in Applied Kinesiology - AK -
(nur für med. Therapeuten):
ICAK, Leopoldstr. 33, 80802 München
Fax. 089/348071

Bezugsquellen für orthomolekulare Reinsubstanzen:
Sie können über Ihre Apotheke Nahrungsergänzungen und Informationen erhalten bei:

Vitamineral Renate Ollick, Altenhagerner Str. 54,
58097 Hagen Fax 02331/82646
(Präparate der Firma PE)

Biomineral München Tel. 089/29161649

Centropa Warehouse T.P.E. Maastricht,
Tel 0031-4335-23160, Fax 0031-4335-23169
(Präparate der Firma Thorne)

NAHRUNGMITTELTABELLE ZUM SÄUREN-BASEN-HAUSHALT

Säurespender bzw. Säureerzeuger:
alle Fleischarten, Fleischbrühe, Fisch, Käse und Milchprodukte (je fettärmer, umso stärker säuernd), H-Milch, H-Sahne, Eiweiß, getrocknete Hülsenfrüchte (Erbsen, Linsen, Bohnen) mit Ausnahme der Sojabohnen, Spargel, Rosenkohl, Artischocken, Paranüsse, Erdnüsse, Walnüsse, stark kohlensäurehaltige Getränke, Limonaden, Kaffee, schwarzer Tee, alkoholische Getränke (Bier, Schnaps, Sekt, Wein), Fabrikzucker, Kuchen, Kekse, Süßigkeiten, Marmelade, Getreide (umso stärker, je höher der Ausmahlungsgrad), Reis, gehärtete, raffinierte Fette und Öle (gewöhnliche Margarine, billiges Salatöl), Konservenkost, Eiklar

Neutral:
Butter, Sahne, kaltgepreßte Pflanzenöle, Hirse

Basenspender bzw. Basenbilder:
Kartoffeln, frisches Gemüse, Gemüsesuppen, frische Kräuter, Wildkräuter (Löwenzahn, Brennessel etc.), frischer Meerrettich, Salate, Obst, Dörrobst, Wassermelone, Kürbis, Rohmilch, Roh-Sahne, Molke, Mandeln, Datteln, Eigelb, Mineralwasser ohne Kohlensäure, frische Pilze, Rübensirup, Apfel- und Birnendicksaft, fri-

sche Sprosse und Keime, schwarze Oliven (grüne sind unreife Oliven!), schwarzer Tee (wenn er sehr lange gezogen hat)

VERWENDETE MASSEINHEITEN:

g	= Gramm
mg	= Milligramm (1/1000 Gramm)
mcg	= Mikrogramm (1/1000 Milligramm)
I.E.	= Internationale Einheiten